SABINE WACKER

BASENFAS

Sanft entlasten
und dauerhaft abnehmen

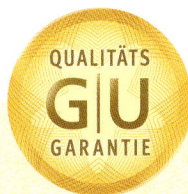

QUALITÄTS
G|U
GARANTIE

DIE GU-QUALITÄTSGARANTIE

Wir möchten Ihnen mit den Informationen und Anregungen in diesem Buch das Leben erleichtern und Sie inspirieren, Neues auszuprobieren. Bei jedem unserer Produkte achten wir auf Aktualität und stellen höchste Ansprüche an Inhalt, Optik und Ausstattung.
Alle Informationen werden von unseren Autoren und unserer Fachredaktion sorgfältig ausgewählt und mehrfach geprüft. Deshalb bieten wir Ihnen eine 100 %ige Qualitätsgarantie.

Darauf können Sie sich verlassen:
Wir legen Wert darauf, dass unsere Gesundheits- und Lebenshilfebücher ganzheitlichen Rat geben. Wir garantieren, dass:
• alle Übungen und Anleitungen in der Praxis geprüft und
• unsere Autoren echte Experten mit langjähriger Erfahrung sind.

Wir möchten für Sie immer besser werden:
Sollten wir mit diesem Buch Ihre Erwartungen nicht erfüllen, lassen Sie es uns bitte wissen! Nehmen Sie einfach Kontakt zu unserem Leserservice auf. Sie erhalten von uns kostenlos einen Ratgeber zum gleichen oder ähnlichen Thema. Die Kontaktdaten unseres Leserservice finden Sie am Ende dieses Buches.

GRÄFE UND UNZER VERLAG. *Der erste Ratgeberverlag – seit 1722.*

THEORIE

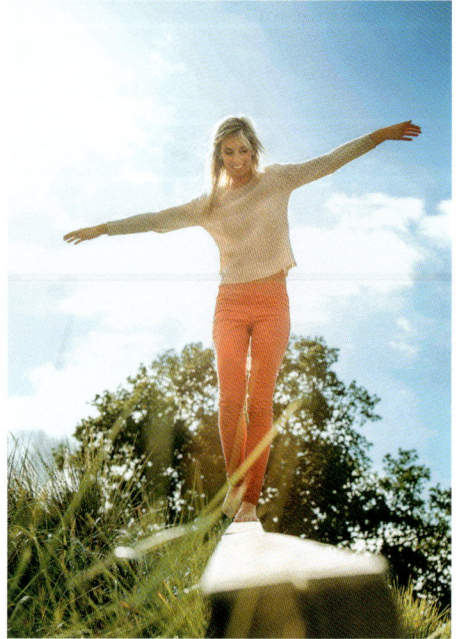

PRAXIS

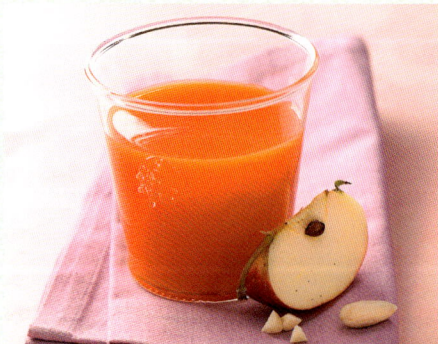

SERVICE

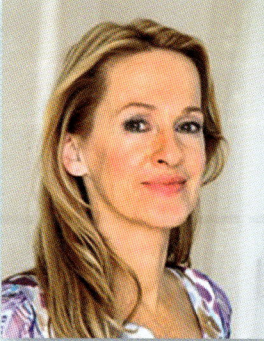

SABINE WACKER, CAND. MED.

ist Heilpraktikerin und Entwicklerin der Methode Basenfasten. Sie ist spezialisiert auf Entgiftungstherapien, Ernährung und Schüssler-Salze.

> »Leben ist das, was wir daraus machen.«
>
> HENRY MILLER

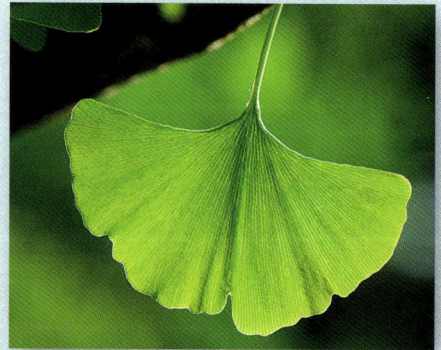

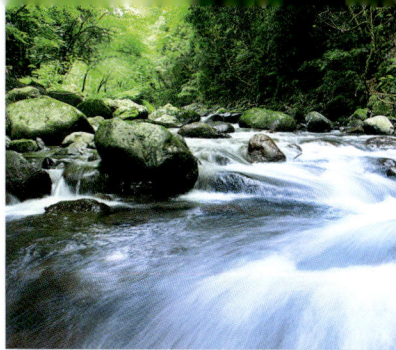

EIN WORT ZUVOR

Basenfasten – das Fasten mit Obst und Gemüse – erfreut sich immer größerer Beliebtheit. Denn Basenfasten heißt: essen, satt werden und dabei genussvoll entsäuern. Ganz nebenbei können Sie überflüssige Pfunde loswerden, bis zu vier Kilos in einer Woche! Basenfasten bedeutet allerdings mehr als nur fasten mit Obst und Gemüse. Es bedeutet: fasten mit saisonalem Obst und Gemüse. Je mehr Sie darauf achten, reife Obst- und Gemüsesorten zu verzehren, die gerade Saison haben, umso höher ist die Vitalstoffausbeute und umso besser kann Ihr Stoffwechsel diese Gesundmacher verwerten. Damit beugen Sie Krankheiten und Alterserscheinungen vor.

FÜR DAUERHAFTES WOHLBEFINDEN

»Basenfasten – Die Wacker-Methode®« wurde von mir 1997, basierend auf langjähriger Praxiserfahrung, entwickelt. Zusammen mit meinem Sohn Matteo bin ich bestrebt, möglichst viele Menschen zu einem basischen Leben zu motivieren. Viele phantasievolle und leckere Rezepte erleichtern den Einstieg in diese Ernährungsumstellung. Tatsächlich hat sich für viele Basenfaster der Anteil an Obst und Gemüse nach der Basenfastenzeit verdoppelt, womit sich auch der Anteil an Vitalstoffen, vor allem an Zellen und Gefäße schützenden bioaktiven Stoffen erhöht. Basenfasten leistet also einen wichtigen Beitrag für Ihre Gesundheit.

Viel Freude und Erfolg beim genussvollen Entsäuern
und Abnehmen wünscht Ihnen

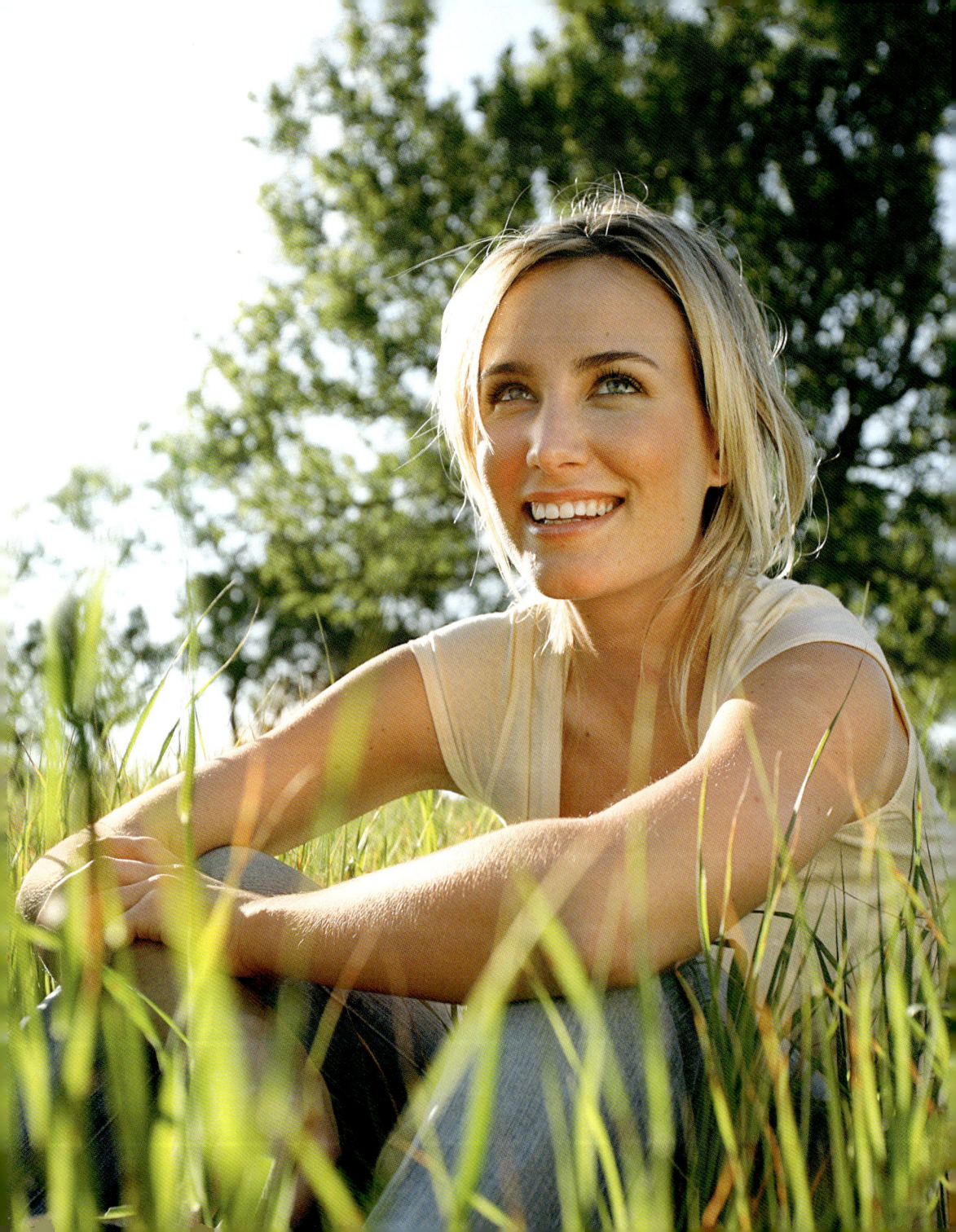

GESUND ABNEHMEN MIT GENUSS

BASENFASTEN GEHT EINFACH: SIE LASSEN ALLE NAHRUNGSMITTEL WEG, DIE IM STOFFWECHSEL ZU SÄUREN UMGEBAUT WERDEN, UND ESSEN DAFÜR OBST UND GEMÜSE.

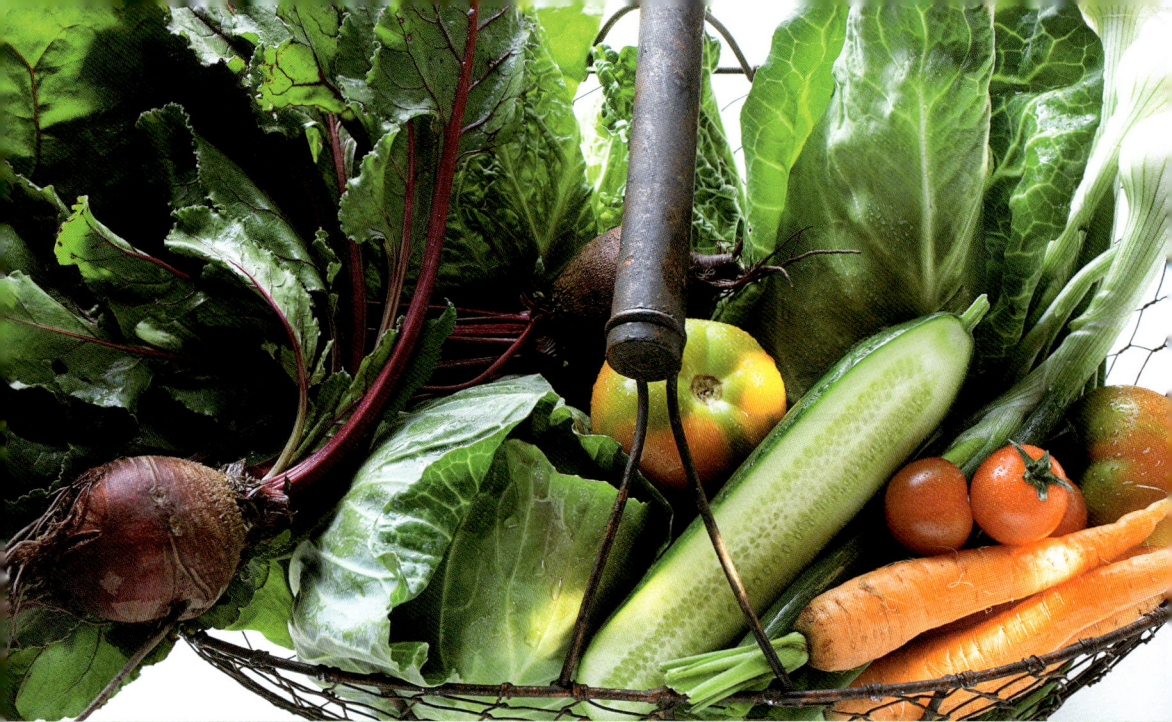

WARUM BASENFASTEN DEM KÖRPER WOHLTUT

Wochenlang hungern? Nicht nötig! Für Basenfasten genügen schon ein bis zwei Wochen, in denen Sie vieles essen dürfen – nur keine Säure bildenden Lebensmittel. Wenn Sie sich daran halten, werden Sie schnell den Erfolg spüren: Das körperliche und seelische Wohlbefinden bessert sich, die Pfunde purzeln, die Verdauung wird angekurbelt, die Haut wird glatt und weich und das Bindegewebe straffer. Es lohnt sich also aus vielerlei

Gründen, den Säure bildenden Lebensmitteln vorübergehend die rote Karte zu zeigen. Nun ist es nicht so, dass Säurebildner grundsätzlich schlecht sind. Säuren und Basen sind zunächst Stoffwechsel-Endprodukte, die bei der Verdauung von Nahrung entstehen. Beide enthalten für den Körper wichtige Nährstoffe. Sie selbst können durch die Ernährung Ihren Säure-Basen-Haushalt maßgeblich beeinflussen. Denn das Problem, das sich für unsere Gesundheit darstellt, ist ein dauerhaft unausgewogenes Verhältnis, wenn wir Säure- und Basenbildner zu uns nehmen. Idealerweise sollten 80 Prozent der zugeführten Nahrung aber aus Basen bildenden Lebensmitteln – das sind im Wesentlichen Obst und Gemüse ab Seite 25 – und lediglich 20 Prozent aus Säure bildenden Lebensmitteln ab Seite 17 bestehen.

Der Säure-Basen-Haushalt

Der Säure-Basen-Haushalt ist einer der zentralen Regulierungsmechanismen unseres Körpers. Als Säuren beziehungsweise Basen (Alkali) bezeichnet man Verbindungen, die bestimmte chemische Eigenschaften aufweisen: Sie reagieren sauer oder alkalisch, was beides nachweisbar ist. Gemessen werden die Säuregrade mit dem sogenannten pH-Wert, dessen Skala man auf Werte zwischen 0 und 14 festgelegt hat. Nach dieser Skala geben alle Werte unter pH 7 saure Reaktionen und alle über pH 7 basische Reaktionen an. Der Neutralpunkt, an dem Säuren und Basen im gleichen Verhältnis stehen, ist pH 7 – das bezieht sich auf völlig reines, mineralienfreies Wasser.

Körperflüssigkeiten haben unterschiedliche pH-Werte

Das bedeutet jedoch nicht, dass unser Säure-Basen-Haushalt ausgeglichen ist, wenn unsere Körperflüssigkeiten pH 7 aufweisen.

Der menschliche Stoffwechsel ist sehr komplex aufgebaut. Jedes Organ und jede Körperflüssigkeit wie Blut, Lymphe und Verdauungssäfte haben eine individuelle Zusammensetzung von Mineralstoffen, Vitaminen, Hormonen und Speicherstoffen. Nur so können die organtypischen Aufgaben wie Sauerstofftransport, Verdauung oder Speicherung erfüllt werden. Diese individuelle Stoffzusammensetzung ergibt einen jeweils typischen pH-Wert. So findet man bei Menschen, deren Säure-

INFO

CARL GUSTAV RAGNAR BERG

Auf ihn geht die Einteilung von Lebensmitteln nach ihrer Eigenschaft, Säuren oder Basen zu bilden, zurück. Der schwedische Chemiker und Ernährungsforscher (1873–1956) befasste sich lange Zeit mit der Bedeutung von Säuren und Basen aus der Nahrung für die menschliche Gesundheit. Auf Bergs Forschungen beruhen die meisten Säure-Basen-Tabellen – auch wenn sie aus heutiger Sicht einige Fehler aufweisen. Jedenfalls haben seine Erkenntnisse zu einer Ernährungsempfehlung geführt, die heute allgemein anerkannt ist: »Esst mehr Obst und Gemüse!«

Basen-Haushalt ausgeglichen ist, im Speichel einen pH-Wert von 6,8 bis 7,5, im Magen einen pH-Wert zwischen 1 und 2. Die Galle, der Bauchspeichel (das enzymhaltige Sekret der Bauchspeicheldrüse) und der Inhalt des Zwölffingerdarms weisen im gesunden Fall einen pH-Wert von 7,5 bis 8,5 auf. Gesundes Blut hat einen pH-Wert von 7,35 bis 7,45 – ist also leicht basisch.

Diese Werte unterliegen mehr oder weniger großen Schwankungen, die durch Stoffwechselleistung, Stoffwechselbelastung, Ernährung, Bewegung und die allgemeine Lebensweise beeinflusst werden. Am wenigsten Schwankungen verträgt unser Blut, dessen pH-Toleranz verschwindend gering ist. Deshalb gibt es den Säure-Basen-Haushalt – ein Regulierungssystem, das die Möglichkeit hat, Säuren oder Basen abzupuffern und so die gesunden Körperfunktionen aufrechtzuerhalten. Zu diesem Zweck gibt es im Körper verschiedene Puffersysteme – allein das Blut verfügt über vier verschiedene solcher Puffer, zu denen neben dem roten Blutfarbstoff (Hämoglobin) auch ein Phosphatpuffer und ein Bikarbonatpuffer gehören. Durch den Säure-Basen-Haushalt wird daher vor allem das Blut bei einem bestimmten pH-Wert gehalten: Blut verfügt über die wichtigsten lebenserhaltenden Funktionen. In der Medizin kennt man daher die Azidose (Übersäuerung) oder die Alkalose (zuviel an Basen) nur als lebensbedrohlichen Notfall infolge schwerwiegender Stoffwechsel-

entgleisungen, beispielsweise die akute Azidose im Rahmen der sogenannten Zuckerkrankheit (Typ-2-Diabetes).

Gute Verdauung – auch eine Sache des pH-Wertes

Doch auch Enzyme können nur arbeiten, wenn sie den für sie richtigen pH-Wert aufweisen. So sind die für die Verdauung ausschlaggebenden Enzyme nur dann voll funktionstüchtig, wenn sie neben der richtigen Betriebstemperatur – der Körperwärme – auch ihren individuellen pH-Wert vorfinden. Auch sie reagieren recht empfindlich auf zu große Schwankungen. Die Folge ist zwar kein medizinischer Notfall, aber dennoch unangenehm: Sie bekommen ständig Blähungen, haben Durchfall oder Verstopfung und können die Nahrung schlecht verdauen. Schlecht verdaute Nahrung wiederum heißt: Auch wenn noch so viele wertvolle Nährstoffe im Essen sind – wenn die Enzyme sie nicht aufschließen können, sind sie für uns wertlos. Eine zentrale Rolle spielt dabei die Bauchspeicheldrüse (Pankreas). In ihr laufen die maßgeblichen Arbeiten der Fett-, Kohlenhydrat- und Eiweißverdauung zusammen, denn sie produziert die dazu notwendigen Enzyme, die dann im Zwölffingerdarm ihre Wirkung entfalten. Voraussetzung ist, dass der dafür notwendige pH-Wert bei etwa 8 liegt, also basisch ist. Man bezeichnet die Bauchspeicheldrüse daher auch als basophiles (basenfreundliches) Organ. In seiner Intelligenz baut der Körper vor und lässt die Bauchspeicheldrüse das basische Bikarbonat produzieren, wodurch die Umgebung basisch gehalten wird, damit die Enzyme richtig arbeiten können.

Bauchspeicheldrüse und Knochen als Basenreserven des Körpers

Fallen im Körper, und damit auch im Blut, plötzlich oder über einen gewissen Zeitraum

---

TIPP

BASEN FÖRDERN DIE VERDAUUNG

Wenn Sie an Blähungen, Durchfall oder Verstopfung leiden, kann eine Umstellung auf basische Kost sehr hilfreich sein. Denn die Verdauungsorgane können nur dann optimal arbeiten, wenn ausreichend Basen vorhanden sind.

---

so viele Säuren an, dass die Puffersysteme nicht mehr ausreichen, um das Blut stabil zu halten, dann geht der Körper an seine Basenreserven. Die beiden wichtigsten davon befinden sich zum einen in der Bauchspeicheldrüse – wie eben erläutert –, zum anderen in den Knochen. Unser Skelett besteht zu 85 Prozent aus Kalziumphosphat. Auch Phosphate sind wichtige Puffer für das Blut. Damit ist Kalziumphosphat eine enorm wichtige Substanz für den Organismus – für das Blut und die Knochen. Zu einem Engpass in der Kalziumphosphat-Versorgung kann es kommen, wenn das Blut zu viele Säuren abpuffern muss, weil Sie über längere Zeit zu viele Säurebildner gegessen haben, sich zu wenig bewegen oder zu viel Stress haben. Für den Körper ist klar: Das Blut wird immer bevorzugt behandelt, da es aus körperlicher Sicht lebensnotwendiger ist als das Knochensystem. Daher werden bei Bedarf den Knochen die Phosphate entzogen. Wozu das führt, wissen Sie: zu Knochenschwund. Tatsächlich gab es in den vergangenen Jahren mehrere Untersuchungen, die den Zusammenhang zwischen säureüberschüssiger Ernährung, Mangel an Bewegung und Knochenschwund belegt haben. Knochenschwund gilt als eine der gefürchtetsten Krankheiten, was ihre rasante Zunahme und die damit verbundenen Kosten betrifft. Die beste Vorbeugung gegen Osteoporose ist daher Bewegung ab Seite 56 und eine Ernährung, die jede Menge Basenbildner enthält.

... dass das Schüßler-Salz Nr. 2, Calcium phosphoricum, ein homöopathisch hergestelltes Kalziumphosphat ist? Zusammen mit basenreicher Ernährung und Bewegung bietet es daher einen sehr guten Schutz vor Osteoporose. Schüßler-Salze sind in der Apotheke erhältlich, siehe Tipp Seite 76. Ihr Apotheker kann Sie bezüglich der Dosierung beraten.

Säuren können krank machen

Ein gesunder Organismus verfügt über eine Säure-Basen-Regulierung, die über die Nieren, die Haut, das Bindegewebe, den Magen, den Darm und über die Puffersysteme dafür sorgt, dass alle körperlichen Funktionen reibungslos ablaufen können. Wenn aber aufgrund einer lang anhaltenden, einseitigen Beeinflussung des Säure-Basen-Haushalts die Reserven angegriffen werden, wird damit der erste Grundstein für den schleichenden Beginn einer chronischen Übersäuerung gelegt. Eine langsam beginnende Übersäuerung führt nicht sofort zu Beschwerden, kann aber die Lebensqualität erheblich beeinträchtigen. So kommt es zunächst zu kaum spürbaren Veränderungen des Wohlbefindens und der Gesundheit. Später können dann Befindlichkeitsstörungen und Krankheiten wie diese auftreten:

- Vitalitätsverlust, Abgeschlagenheit, Müdigkeit, Schlafstörungen;
- depressive Verstimmungen, schlechte Laune, Ängste;
- Infektanfälligkeit, allgemeine Abwehrschwäche;
- Allergien, Hautreizungen, Ekzeme, Hautunreinheiten und Cellulite;
- Verdauungsstörungen, Sodbrennen, Reizdarm, Gallen- und Nierensteine;
- Gelenkschmerzen, rheumatische Erkrankungen, Arthrose, Osteoporose;
- Kopfschmerzen, Entzündungen;
- Stoffwechselstörungen wie Diabetes Typ II (Zuckerkrankheit);
- hormonelle Störungen wie Prämenstruelles Syndrom, Regelschmerzen.

Um es nochmals zu verdeutlichen: Säuren im Körper machen nicht generell krank. Der Organismus bekommt jedoch Probleme, wenn das optimale Verhältnis langfristig verändert wird. Wenn Sie sich über einen längeren Zeitraum – das heißt über mehrere Jahre – überwiegend von Säurebildnern ernähren und dazu noch einen unregelmäßigen Lebenswandel mit wenig Bewegung und viel Stress haben, dann stauen sich die Säuren im Körper. Im Normalfall, das heißt bei einem gesunden Menschen mit ausgewogener Lebensweise, kann der Stoffwechsel alle zugeführten Nahrungsmittel verarbeiten: Er verwendet sie oder baut sie ab und scheidet die Endprodukte dann aus. Selbst wenn Sie bisweilen über die Stränge schlagen und zu üppig essen, verkraftet das ein gesunder Organismus, solange Sie ihm auch immer wieder »Schonzeiten« einräumen. Ein basischer Tag, besser noch eine basische Woche, ist eine solche Schonzeit.

Spürbare Folgen für den Körper wie für die Seele

Ernährung beeinflusst unser körperliches und seelisches Wohlbefinden entscheidend. Insofern stimmt der Satz von Paracelsus: »Der Mensch ist, was er isst.« Viele Erkrankungen, insbesondere die sogenannten Zivilisationskrankheiten wie Diabetes, Blut-

TIPP

AUCH GEGEN DEN KATER

Eine kurzfristige Übersäuerung des Körpers ist das Ergebnis einer vorübergehenden Störung des Säure-Basen-Haushalts. Beispiele dafür sind ein akuter Infekt, ein akuter Durchfall und nicht zuletzt ein Kater – das Ergebnis einer durchzechten Nacht mit viel Säure bildendem Alkohol. Schnelle Abhilfe schafft hier ein Basenpulver aus der Apotheke oder dem Drogeriemarkt – oder ein Basenfastentag.

hochdruck und Osteoporose sind als Folge jahrzehntelanger Fehlernährung anzusehen, wozu auch die überwiegende Ernährung mit Säurebildnern zu zählen ist. Doch nicht nur der Körper, sondern auch das Seelenleben wird durch falsche Ernährung beeinflusst. Nicht umsonst sagt der Volksmund: »Ich bin sauer.« Die ersten Anzeichen einer säureüberschüssigen Ernährung sind Müdigkeit, Vitalitätsverlust, Verdauungsbeschwerden und eine stumpfe, auch unreine Haut.

Was den Säure-Basen-Haushalt noch beeinflusst

Der Säure-Basen-Haushalt wird zwar maßgeblich durch die Ernährung beeinflusst. Es gibt jedoch noch andere Faktoren, die auf ihn einwirken. So spielen Stress, Bewegungsmangel, Schlafmangel und eine pessimistische Grundhaltung – kurzum die Lebensweise – bei der Entstehung einer chronischen Übersäuerung eine große Rolle. Und noch etwas darf in diesem Zusammenhang nicht vergessen werden: die Erbanlagen.
Jeder Mensch hat eine individuelle Konstitution, durch die er besonders widerstandsfähig oder besonders anfällig für bestimmte Krankheiten ist. Konstitution entsteht durch Vererbung und sie bestimmt letztlich den individuellen Zustand des Stoffwechsels. Nur so wird verständlich, warum manche Menschen schneller krank werden als andere, obwohl sie vielleicht genauso leben. In Bezug auf den Säure-Basen-Haushalt

Übergewicht ist nicht nur eine Frage der Menge, sondern auch der Auswahl von Nahrungsmitteln. Wenn Sie sich eine Woche lang nur von Obst, Gemüse und Salat ernähren, nehmen Sie effektiv ab. Denn Obst und Gemüse sind die besten Schlankmacher. Zudem wird der Stoffwechsel entlastet, wenn Sie keine Säure bildende fette und eiweißreiche Kost zu sich nehmen. Auch Ihre Haut beginnt wieder zu strahlen, sobald Ihr Körper überschüssige Säuren loswird.

kann man demnach nicht sagen: »Wer jeden Tag fünf Tassen Kaffee trinkt, ist nach drei Monaten übersäuert.« Menschen mit günstigen Erbanlagen können Ernährungssünden und eine ungesunde Lebensweise viel besser wegstecken. Wenn sie allerdings über Jahre hinweg Raubbau mit ihrem Körper betreiben, geht auch ihr Stoffwechsel eines Tages in die Knie, und sie werden krank. Andere Menschen müssen bereits jede noch so kleine Sünde postwendend büßen. Grundsätzlich hängt es vom Zustand des Stoffwechsels ab, wie gut der Organismus auf störende Ereignisse wie beispielsweise einen dauerhaft zu hohen Kaffeekonsum reagiert.

Wie kann Übersäuerung festgestellt werden?

Eine chronische Übersäuerung, wie sie als Folge einer jahrelangen säurelastigen Ernährung eintreten kann, ist mit den in der Klinik üblichen Methoden nicht zu erfassen. Mittels der sogenannten Blutgasanalyse kann das Kliniklabor zwar feststellen, ob eine akute Azidose (Absinken des pH-Wertes im Blut) oder Alkalose (Ansteigen des pH-Wertes im Blut) vorliegt. Die chronische Übersäuerung jedoch lässt sich nicht mit einem einzigen Test messen. Hierzu gibt es verschiedene Verfahren, die den pH-Wert von Urin, Blut und Speichel messen – ein aufwändiges Verfahren, das Sie nicht selbst zu Hause durchführen können.

Erstellen Sie Ihr Tagesprofil

Sie können jedoch zu Hause eine einfache und preisgünstige Methode anwenden, um sich zumindest einen ersten Einblick in den Säure-Basen-Haushalt zu verschaffen: das Urin-pH-Tagesprofil. Diese Methode reicht keinesfalls für eine solide Diagnose aus, aber sie zeigt, wie der Organismus auf die Zufuhr von Säurebildnern und Basenbildnern unmittelbar reagiert. Bei diesem Verfahren messen Sie fünf- bis sechsmal pro Tag den pH-Wert des Urins. Die Messungen erfolgen jeweils vor und nach den Mahlzeiten. Machen Sie sich Notizen zu folgenden Fragen:

- Was haben Sie jeweils gegessen?
- Wie waren die Begleitumstände: Stress, entspanntes Essen, aufregende Gespräche? Sie wissen ja, der Säure-Basen-Haushalt reagiert auch auf nichtnutritive (nicht von Nahrungsmitteln abhängige) Säurebildner wie Stress oder Bewegungsmangel!

Auf diese Weise erhalten Sie einen ersten Einblick in Ihren Säure-Basen-Haushalt und erfahren, wie er auf Nahrungszufuhr reagiert. Im Normalfall sollten Sie vor der Nahrungsaufnahme eine Säureflut erkennen können: Der pH-Wert sinkt nach unten und Hunger stellt sich ein. Nach der Nahrungsaufnahme stellen Sie eine Basenflut fest: Der pH-Wert steigt. Das ergibt im Verlauf des Tages eine Art Welle, die für den gesunden Säure-Basen-Haushalt typisch ist, wie die Grafik unten zeigt. Im dunklen Bereich können Sie den Idealwert ablesen. Die Kurve zeigt auch, dass der mittlere Normwert eine erhebliche Spannbreite aufweisen kann. Sollten Sie Ihre Mahlzeiten zu anderen Zeiten einnehmen als auf der Grafik vorgesehen, verschieben sich auch die Messzeiten. Nach einer Mahlzeit sollte der Wert um 7,4 liegen.

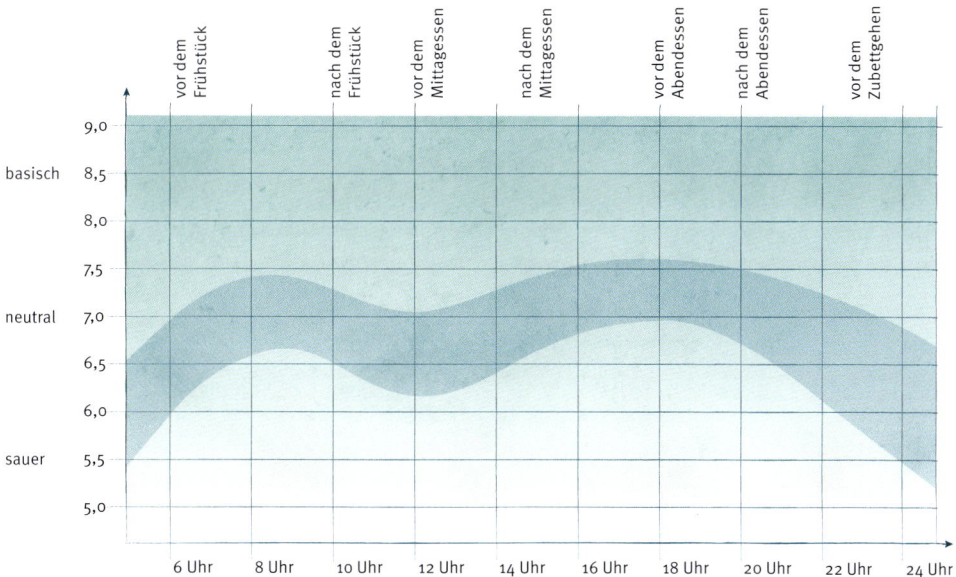

Im Lauf des Tages steigt und fällt der pH-Wert des Urins mehrmals über beziehungsweise unter die 6,8-Marke, die für diese Körperflüssigkeit als mittlerer Normalwert gilt.

TEST: BEWERTEN SIE IHREN SÄUREHAUSHALT

Schauen Sie bei Tageslicht, ohne Halogenbeleuchtung, in einen ungetönten Spiegel und beurteilen Sie Ihr Spiegelbild:

Wie sind Ihre Augen?

Strahlend und klar ☐ ja ☐ nein

Wie ist Ihre Hautfarbe?

Frisch und rosig ☐ ja ☐ nein

Wie ist Ihre Haut?

Rein und glatt ☐ ja ☐ nein
Ohne Unreinheiten ☐ ja ☐ nein
Ohne Rötungen ☐ ja ☐ nein
Ohne Schuppen ☐ ja ☐ nein

Wie sind Ihre Haare?

Glänzend und elastisch? ☐ ja ☐ nein

Wie sehen Ihre Nägel aus?

Elastisch ☐ ja ☐ nein
Ohne Rillen und Einrisse ☐ ja ☐ nein

Wie ist Ihre Zunge?

Glatt, sauber und glänzend ☐ ja ☐ nein

Wie ist Ihr Gewicht?

Normal ☐ ja ☐ nein

Wie wirkt Ihr Gewebe?

Straff und elastisch ☐ ja ☐ nein
Ohne Wassereinlagerungen ☐ ja ☐ nein

AUSWERTUNG

- Bei 9- bis 13-mal »Ja« ist Ihr Säure-Basen-Haushalt gut in Schuss. Mit ein- bis zweimal Basenfasten im Jahr halten Sie diesen Zustand.
- Je öfter Sie mit »Nein« antworten mussten, umso wichtiger ist eine Entsäuerungskur für Sie.

TIPP

TESTERGEBNIS ÜBERSÄUERUNG

Sollten Sie anhand dieses Tests eine Übersäuerung festgestellt haben, nehmen Sie das als Anlass für eine Basenfastenkur: Streichen Sie für ein bis zwei Wochen alle Säurebildner von Ihrem Speiseplan und machen Sie danach den Test erneut.

Übersäuerung können Sie sich ansehen und bewerten

Ein wesentlicher Bestandteil meiner täglichen Praxisarbeit ist die Antlitzdiagnose. Diese Methode, die in der modernen Medizin weitgehend in Vergessenheit geraten ist, bietet die Möglichkeit, sich schnell einen Einblick in den Gesundheitszustand eines Patienten zu verschaffen. Mithilfe der Antlitzdiagnostik erkenne ich beispielsweise Ernährungsfehler, die sich unter anderem am Zustand der Haut, Haare, Nägel und Zunge zeigen. Daneben ist ein ausführliches Gespräch, bei dem die Lebensumstände und die Ernährungsgewohnheiten sorgfältig einbezogen werden, Bestandteil der Befunderhebung. Ein erfahrener Therapeut kann aus der Zusammenschau all dieser Faktoren ersehen, in welchem gesundheitlichen Zustand sich der Patient befindet und wo man therapeutisch ansetzen kann. Auch Sie selbst können anhand des Tests auf der linken Seite bestimmte Hinweise erkennen.

Säurebildner, wohin das Auge blickt

Gehören Sie zu den Menschen, die von sich sagen: »Ich ernähre mich normal«? Wenn ja, können Sie sicher sein, dass sich auf Ihrem Teller und in Ihrem Glas mehr Säure bildende Lebensmittel befinden als Ihrem Körper gut tut. Ein Blick auf die folgende Liste genügt, und Sie wissen Bescheid.

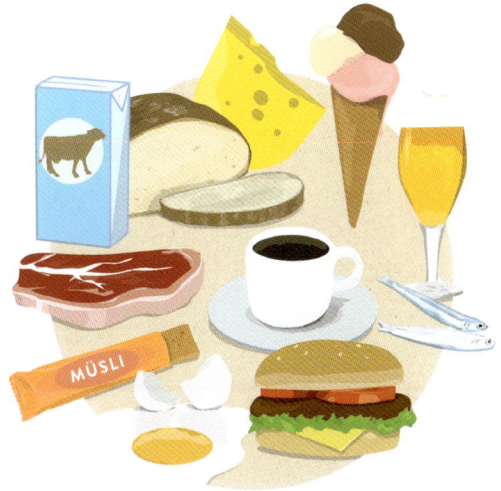

Fleisch, Fisch, Milch- und Getreideprodukte sowie Süßigkeiten sind klassische Säurebildner.

Zu den meistverzehrten Säurebildnern zählen:
- alle Sorten von Fleisch (Schwein, Kalb, Rind, Wild, Geflügel);
- alle Wurstwaren und Schinkenarten sowie Fleischbrühen;
- alle Fische und Schalentiere;
- Milchprodukte wie Quark, Joghurt, Kefir, Molke (auch von Schaf und Ziege), alle Käsesorten (auch Frischkäse) sowie fettarme Milchprodukte;
- Eier;
- Senf und Essig;
- Hülsenfrüchte wie Linsen, Bohnen, Sojabohnen, Kichererbsen;
- Spargel, Rosenkohl, Artischocken;

17

> **»Wer stark, gesund und jung bleiben will, sei mäßig, übe den Körper, atme reine Luft und heile sein Weh eher durch Fasten als durch Medikamente.«**
>
> HIPPOKRATES

- alle Nüsse außer Mandeln und frischen Walnüssen;
- Zucker und alle Süßigkeiten, egal ob mit Fabrikzucker, mit Vollrohrzucker oder mit Honig hergestellt;
- Eis (auch Wasser-, Joghurt- und Sojaeis);
- Weißmehlprodukte und graue Brötchen aus Roggenauszugsmehl;
- alle Teigwaren (auch Mais-, Dinkel-, Kamut-, Hirse-, Reis- und Sojanudeln);
- geschälte und polierte Getreide sowie polierter Reis;
- alle Vollkornprodukte, egal von welchem Getreide;
- gehärtete, raffinierte Fette und Öle;
- Margarine (auch Diätmargarine);
- Fertigprodukte, die Säurebildner wie Zucker, Essig, Milchprodukte, Fleisch, Getreide oder Fisch enthalten;

- Bohnenkaffee, koffeinfreier Kaffee, Instantkaffee, Getreidekaffee;
- schwarzer Tee, grüner Tee (enthält Gerbstoffe, die Säuren bilden), weißer Tee (enthält ebenfalls Gerbstoffe, die Säuren bilden, wenn auch deutlich weniger als grüner Tee), Früchtetee, Eistee sowie andere aromatisierte Tees mit Zucker oder Süßstoff;
- kohlensäurehaltige Getränke (auch Mineralwässer);
- Softdrinks wie Limonaden und Cola;
- alkoholische Getränke.

INFO

OHNE GETREIDE

Die hier angeführte Liste der Säurebildner kann sich in einigen Punkten von herkömmlichen Säure-Basen-Tabellen unterscheiden. So enthalten beispielsweise alle Getreidearten zwar wertvolle Nährstoffe, sind jedoch Säurebildner und für viele sehr schwer verdaulich – insbesondere für darmempfindliche Menschen und Allergiker. Dies entspricht nicht nur meinen eigenen langjährigen Erfahrungen als Heilpraktikerin, sondern auch denen vieler Kollegen. Deshalb gestalte ich die Basenfastenzeit grundsätzlich getreidefrei.

An dieser Liste sehen Sie, dass viele Lebensmittel, die als »gesund« gelten, unter den Säurebildnern aufgeführt sind. Beispielsweise gehören Getreideprodukte, vor allem die aus dem vollen Korn, auf jeden Fall zu einer gesunden und ausgewogenen Ernährung. In der Basenfastenzeit sollten Sie jedoch darauf verzichten – Ihrer Verdauung zuliebe. Auch tierische Produkte sind nicht grundsätzlich zu verdammen, in der Basenfastenzeit jedoch tabu. Bei Basenfasten geht es darum, nur pflanzliche Lebensmittel zu verzehren, die im Körper Basen bilden, damit der Organismus angestaute Säuren abbauen kann. Auch die folgenden Lebensmittel sollten Sie während des Basenfastens meiden, obwohl sie keine beziehungsweise nur schwache Säurebildner sind:

- Butter, Rohmilch, Sahne und Eigelb – sie enthalten tierische Eiweiße, die den Stoffwechsel belasten;
- Sojaprodukte – beispielsweise jede Art von Tofu – sind nicht nur schwache Säurebildner ▸ siehe Seite 113, sondern enthalten auch hoch konzentriertes pflanzliches Eiweiß, das häufig zu Allergien führt;
- Knoblauch und Bärlauch – sie sind zu geschmacksintensiv und überdecken den reinen Gemüsegeschmack;
- Rooibostee und Matetee – sie sind keine einheimischen Teesorten, Rooibos ist zudem nichts für Kreislaufschwache;
- Kaugummi, auch wenn er zuckerfrei ist – er irritiert die Magensäureproduktion.

INFO

SÄUREBILDNER MIT GUTEN SEITEN

Manche Säurebildner haben durchaus Positives zu bieten – zum Beispiel wertvolle Vitamine, Mineralien und bioaktive Stoffe. So hat grüner Tee zwar eine leichte Säurewirkung, enthält jedoch wichtige, vor Krebs schützende Stoffe.

Die Devise: weglassen

Wenn Tiere krank sind, dann schlafen sie und essen nicht: Sie fasten – und heilen sich dadurch selbst. Auch für die Menschen gilt Fasten, verbunden mit Darmreinigung, seit jeher als elementarer Bestandteil naturheilkundlicher Therapien. Probieren Sie es aus. Lassen Sie den Kaffee einige Tage weg oder ersetzen Sie eine Mahlzeit pro Tag durch eines der rein basischen Gerichte aus diesem Buch. Sie werden feststellen, wie schnell Ihr Körper und Ihre Seele auf jedes Weglassen positiv reagieren. Diese Erfahrung kann Ihnen einen weiteren Motivationsschub geben. Sie profitieren umso mehr von den positiven Eigenschaften des Basenfastens, wenn Sie Basenfasten nicht als »Ausnahmezustand« betrachten. Je mehr Rezepte und Tipps aus diesem Buch Sie allmählich in Ihren Alltag einbauen, umso besser wird es Ihrem Körper und Ihrer Seele gehen.

FRAGEN RUND UM BASENFASTEN – TEIL 1

Im Lauf meiner Praxisjahre haben mir Patienten viele Fragen gestellt, die zeigen, wie groß die Unsicherheit gerade in Bezug auf die Basen- oder Säurewirkung von Lebensmitteln ist.

Ist es sinnvoll, auf Dauer ausschließlich basisch zu essen?

Diese Frage wird mir sehr oft gestellt und im Zusammenhang damit auch gleich noch die, ob ich denn selbst immer nur basisch essen würde. Die Antwort ist ganz klar: nein! Basenfasten ist eine Entsäuerungskur, die für eine bestimmte Zeit – für ein, zwei oder auch mehrere Wochen – sinnvoll ist. Auf Dauer sollten Sie Ihre Ernährung basenreich gestalten, und dazu gehören einfach auch einige Säurebildner, vor allem Vollkornprodukte und Hülsenfrüchte, die ich zu den guten Säurebildnern zähle.

Was macht Basenfasten so gesund?

Durch das (vorübergehend) völlige Weglassen aller Säurebildner während Basenfasten werden der Stoffwechsel, die Nieren, das Bindegewebe und die Verdauungsorgane entlastet. Säuredepots – beispielsweise im Bindegewebe – können damit wieder geleert und die im Körper vorhandenen Säuren über die Nieren ausgeschieden werden. Das verbessert das Hautbild, entschlackt das Bindegewebe und wirkt sich positiv auf den gesamten Stoffwechsel aus, somit auch auf die Verdauung. Dadurch verbessert sich das körperliche Wohlbefinden, was wiederum nicht unerheblich zum seelischen Wohlbefinden beiträgt. Und das Beste: Während Basenfasten nehmen Sie jede Menge Vitalstoffe zu sich, denn in Obst, Gemüse, Salaten, Kräutern, Nüssen und Keimlingen stecken alle lebenswichtigen Vitamine, Mineralien und Bioaktivstoffe.

Warum sind Säure-Basen-Tabellen so unterschiedlich?

Die meisten Säure-Basen-Tabellen basieren auf den Ragnar-Berg-Tabellen. Die Versuche des Ernährungsforschers Berg ▶ siehe Seite 9 bestanden unter anderem darin, die Asche von Pflanzenteilen auf ihre chemische Zusammensetzung hin zu untersuchen. Dabei kommt es nicht nur auf die Säure-Basen-Zusammensetzung des Lebensmittels an, sondern auch darauf, wie unser Stoffwechsel das

Lebensmittel verarbeitet. So gibt es Substanzen wie etwa die in Fleisch enthaltenen Purine, die an sich schwach basisch reagieren, aber zur stark sauren Harnsäure umgebaut werden. Neuere Forschungen orientieren sich daher daran, wie ein Lebensmittel verstoffwechselt wird – zu einer Säure oder zu einer Base. Die Ergebnisse dieser Forschung sind jedoch unvollständig, sodass auch neuere Tabellen gewisse Lücken aufweisen.

Warum sind Milch, Getreideprodukte und Soja bei Basenfasten nicht erlaubt?

Milch und Getreideprodukte wirken Säure bildend, auch wenn manche Tabellen sie als Basenbildner darstellen. Die Sojabohne und das Sojamehl sind ebenfalls Säurebildner, da sie eine beträchtliche Menge an Säure bildenden Purinen enthalten. Sojaprodukte wie Tofu enthalten dagegen weniger Purine und sind kaum Säure bildend. Aufgrund ihres sehr hohen Eiweißgehaltes, der zu Allergien führen kann, sind sie für Basenfasten trotzdem nicht erlaubt.

Ist sich die Fachwelt einig, ob Kaffee Säure bildend ist oder nicht?

Wenn Sie schon im Internet oder in Büchern nachgelesen haben, ob Kaffee basisch oder sauer wirkt, werden Sie feststellen, dass Kaffee mitunter als basisch ausgewiesen ist. Tatsächlich wäre Kaffee nach den neuen Formeln zur Bestimmung der Säure- oder Basenwirkung von Lebensmitteln basisch.

Mit der so genannten PRAL-Formel (sie soll die zu erwartende Säurebelastung der Nieren ermitteln) lässt sich leider nur ein Teil der Wirkung von Kaffee berechnen. Klar ist, Kaffee wird im Stoffwechsel zu Säuren abgebaut (zu Harnsäure) – allerdings über andere Mechanismen, als sie von dieser Formel erfasst werden. Zudem hat Kaffee eine lokale Säurewirkung im Magen. Kaffee wirkt als so genannter »Säurelocker«. Er provoziert den Magen, Säuren zu produzieren und ins Mageninnere abzugeben. Die unangenehme Folge ist vielen bekannt, nämlich Sodbrennen. Kaffee ist somit als Säurebildner einzustufen. Dabei macht es wenig Unterschied, ob Sie gebrühten Kaffee oder Espresso trinken, wenn auch die Bekömmlichkeit bei Espresso in der Regel besser ist.

Wirkt Essig basisch?

Essig, auch Apfelessig, zählt zu den guten Säurebildnern. Das heißt, im Zuge einer basenreichen Ernährung ist ein wenig Essig am Salat – beispielsweise ein guter Aceto balsamico – kein Grund, Bedenken wegen seiner Säurewirkung zu haben.

Darf man bei Basenfasten auch mal Säurebildner essen?

Besser nicht, denn der Entsäuerungsprozess wird dadurch unterbrochen. Basenfasten heißt doch, dass Sie für eine oder zwei Wochen freiwillig auf Säurebildner verzichten. Beweisen Sie sich, dass Sie das können!

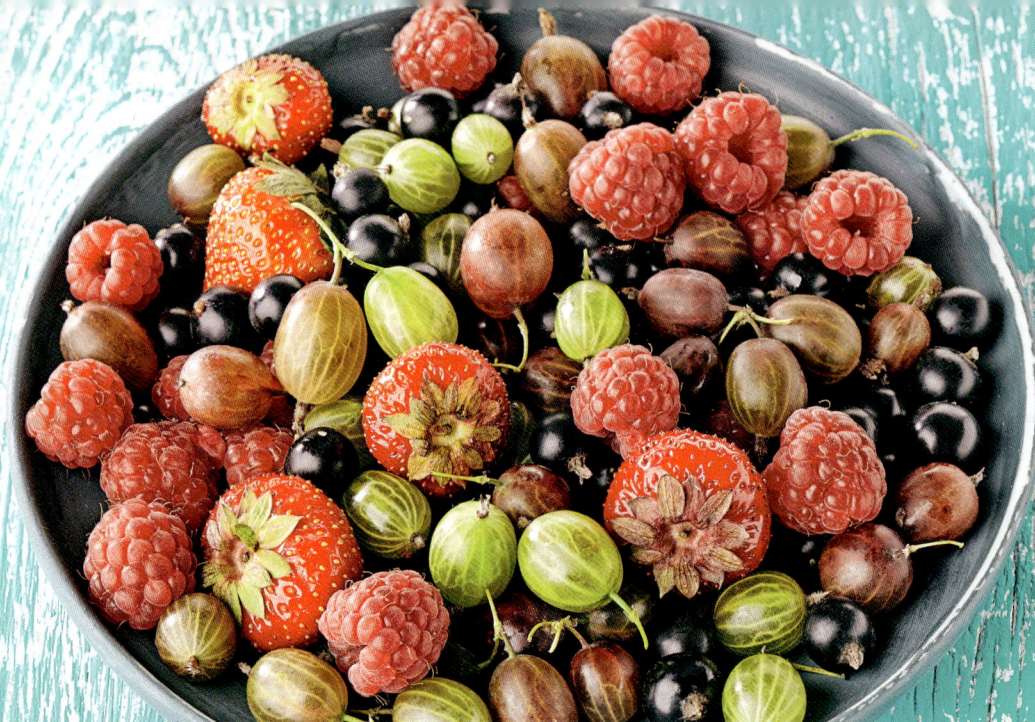

BASENBILDNER –
MULTITALENTE AUS DER NATUR

Essen Sie, genießen Sie: Bei Basenfasten dürfen Sie alle Basenbildner zu sich nehmen, die die Natur zu bieten hat – und das sind die meisten Obst- und Gemüsesorten. Nicht nur ihre Eigenschaft, dem Körper Basen zuzuführen, macht sie so wertvoll. Sie enthalten auch eine Menge lebenswichtiger Nährstoffe: Vitamine (vor allem A-, B- und C-Vitamine), Mineralstoffe (darunter Kalzium, Eisen, Kalium, Kupfer, Magnesium, Mangan, Zink),

Enzyme und bioaktive Stoffe. Fast täglich werden neue Substanzen – meist bioaktive Stoffe – in Obst und Gemüse entdeckt. Diese schützen unsere Gefäße und Zellen und beugen damit gegen Krankheiten – auch gegen moderne Zivilisationskrankheiten wie Allergien, die sich in der westlichen Welt zunehmend weiter ausbreiten – und Alterserscheinungen vor. Das beste Anti-Aging steckt somit in Obst und Gemüse.

Vitalstoffe in Hülle und Fülle

Doch hört man nicht ständig, dass Obst und Gemüse immer weniger Vitalstoffe enthalten, weil die Böden so ausgelaugt sind? Lassen Sie sich nicht durch Werbesprüche verunsichern, die Ihnen den Kauf von Vitaminpräparaten anpreisen wollen. Wenn Sie Obst, Gemüse, Salate, frische Kräuter, Samen und Sprossen aus biologischem Anbau verwenden und täglich ein anderes Gemüse auf den Tisch bringen, steht einer optimalen Vitalstoffversorgung nichts im Weg.

Besonders vitalstoffreich: frische Keimlinge

Frischer können Sie Vitalstoffe nicht bekommen als von Ihrer Fensterbank. Nirgendwo finden Sie so viele natürliche Vitalstoffe auf so engem Raum. Die Sprossenzucht ist kinderleicht (wie Sie vorgehen, lesen Sie auf Seite 77). Zum Keimen eignen sich im Prinzip alle Samen, beispielsweise Fenchelsamen, Hirse (enthält besonders viel Silizium), Kichererbsen, Kresse (enthält besonders viel Vitamin C), Leinsamen (enthält viele ungesättigte Fettsäuren), Mungobohnen, Sesam oder Radieschen. Sonnenblumensprossen enthalten reichlich ungesättigte Fettsäuren, B-Vitamine, Vitamin D, E, F und K, Proteine, Mangan, Kupfer und Phosphor, übrigens um ein Vielfaches mehr als ungekeimte Sonnenblumenkerne. Rettich- und Radieschensprossen wirken entschleimend;

wenn Sie unter Pollenallergien leiden, sind sie deshalb sehr hilfreich. Auch Getreide wie Gerste, Hafer oder Weizen ist in frisch gekeimter Form bei Basenfasten erlaubt.

Basen liefern Bioaktivstoffe

Neben Vitaminen und Mineralstoffen liefern Obst und Gemüse auch Bioaktivstoffe, meist Farbstoffe, die der Pflanze als Schutz vor Insektenfraß, Bakterien und Pilzen dienen. Viele dieser Substanzen haben auch im menschlichen Organismus eine gesundheitsfördernde Wirkung. Bedeutsam sind die Glucosinolate, schwefelhaltige Verbindungen, die in Zwiebeln und Kohlgemüsen wie Brokkoli, aber auch in Senf, Rettich, Radieschen, Meerrettich und Kresse – also in Basenbildnern – vorkommen. Glucosinolate wirken entgiftend und sollen das Risiko für Krebserkrankungen senken.

INFO

WUSSTEN SIE, ...

... dass Kresse und Sesam ausgezeichnete Kalziumspender sind? Kresse enthält auch viel Vitamin C, das wiederum die Kalziumaufnahme verbessert. Je frischer die Kresse, desto höher die Vitamin C-Ausbeute. Sesam enthält neben Kalzium auch viel Magnesium und Zink.

Bunte Basenvielfalt

Auf den folgenden Seiten erhalten Sie einen Überblick über alle Nahrungsmittel, die sich für die Basenfastenzeit eignen. Sie stecken so voller Vitalstoffe, dass sie Ihrem Organismus auch nach der Basenfastenzeit gut tun. Bitte erschrecken Sie nicht, wenn Sie beim Lesen der Liste feststellen, dass Sie von manchen der genannten Nahrungsmittel bislang noch nie etwas gehört haben. Umso mehr möchte ich Sie einladen, die geschmackliche und optische Vielfalt der Basenbildner zu entdecken. Gehen Sie auf eine basische Entdeckungsreise. Die meisten Lebensmittel finden Sie auf Wochenmärkten oder in gut sortierten Obst- und Gemüsegeschäften – auch Bioläden verfügen meist über ein sehr vielfältiges Angebot.

TIPP

EIN ECHTER VITAMINKICK

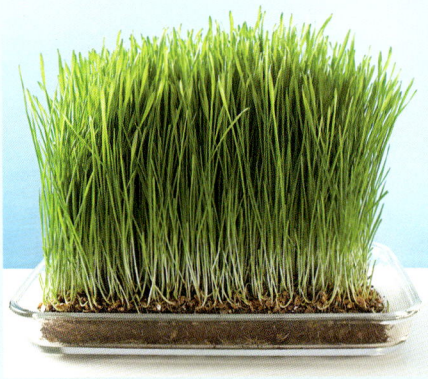

Weizenkörner können Sie nicht nur zu Keimlingen heranziehen, sondern auch zu Weizengras heranwachsen lassen. Dazu weichen Sie die Körner ein und lassen sie an einem hellen Platz keimen. Ist das Gras etwa 10 Zentimeter hoch, schneiden Sie es ab und pressen es mit einem guten Entsafter ▶ siehe Seite 45 aus. Weizengrassaft, den Sie frisch gepresst auch auf manchen Wochenmärkten kaufen können, ist ein echter Vitaminkick. 400 Mililiter decken:

- 500% des Tagesbedarfs an Vitamin B_{12},
- 209% des Tagesbedarfs an Vitamin C,
- 1800% des Tagesbedarfs an Folsäure,
- 230% des Tagesbedarfs an Eisen,
- 80% des Tagesbedarfs an Kalzium,
- 500% des Tagesbedarfs an Selen.

Der Forscher Dr. George H. Earp-Thomas hat in Weizengras mehr als 100 verschiedene Vitalstoffe nachgewiesen. Der hohe Chlorophyllgehalt verbessert den Sauerstoffgehalt von Blut und Gewebe, fördert die Wundheilung, wirkt antibakteriell und ist Basen bildend.

NAHRUNGSMITTEL FÜR IHRE BASENFASTENZEIT

Die nachfolgend aufgeführten Lebensmittel sind Basenbildner oder werden, wie die Öle, neutral verstoffwechselt. Deshalb sind sie für Ihre Basenfastenkur erlaubt. Um Ihren Säure-Basen-Haushalt dauerhaft im Gleichgewicht zu halten, sollten Sie auch nach der Kur auf möglichst viele dieser Produkte zurückgreifen und sie grundsätzlich in Ihren Ernährungsplan aufnehmen.

OBST	ENTHALTENE VITALSTOFFE
Apfel	Pektin
Ananas	Mangan
Aprikose	Kalium, Vitamin A
Avocado	Kalium, Kupfer, Magnesium, Vitamin B
Banane	Kalium, Magnesium, Silizium, Vitamin B
Berberitze	Vitamin C
Birne	Eisen, Kalium
Brombeere	Mangan
Cherimoya	Kalzium, Eisen, Kalium, Phosphor
Clementine	Vitamin C
Cranberry	Vitamin C
Dattel, frisch	Kalzium, Eisen, Kalium, Kupfer, Magnesium
Erdbeere	Eisen
Feige	Kalzium, Eisen, Kalium
Granatapfel	Kalium
Grapefruit	Vitamin C
Guave	Eisen, Kalium, Vitamin C
Heidelbeere	Eisen, Mangan
Himbeere	Eisen, Mangan
Honigmelone	Eisen, Vitamin A

WEITERE BASENBILDNER

Auch die folgenden Obstsorten, zu denen keine genauen Angaben über Vitalstoffe vorliegen, sind Basenbildner: Baumerdbeere (Tamarillo), Kapstachelbeere (Physalis), Sternfrucht.

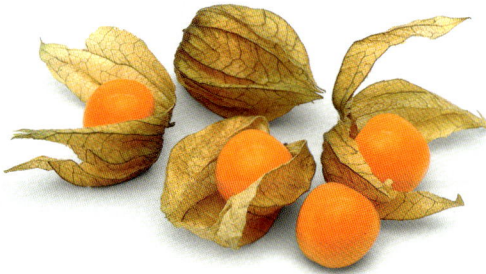

OBST	ENTHALTENE VITALSTOFFE
Jostabeere (Kreuzung aus Johannisbeere und Stachelbeere)	Vitamin C
Kakifrucht (Khaki, Sharon)	Kalium, Mangan, Phosphor, Vitamin A, Vitamin B
Kirsche, sauer und süß	Folsäure
Kiwi	Eisen, Kalium, Magnesium, Zink, Vitamin C
Kumquat	Vitamin C
Limette	Vitamin C
Litschi	Eisen, Kupfer, Zink
Loquat (japanische Mispel)	Kalzium, Carotin, Kalium
Mandarine	Vitamin C
Mango	Eisen, Vitamin A
Maracuja (Passionsfrucht)	Eisen, Kalium, Magnesium, Vitamin C
Marone (Esskastanie)	Eisen, Kalium
Minneola (Orangenmandarine)	Vitamin C
Mirabelle	Eisen
Nektarine	Vitamin C
Olive, grün und schwarz	Kalzium, Eisen, Vitamin C
Orlando (Zitrusfrüchtekreuzung)	Vitamin C
Orange	Vitamin C

OBST	ENTHALTENE VITALSTOFFE
Papaya	Eisen, Magnesium, Vitamin C
Pfirsich	Eisen
Pflaume	Eisen, Kalium
Pomelo	Vitamin C
Preiselbeere	Kupfer, Mangan
Quitte	Eisen
Reineclaude (Reneklode)	Eisen, Kalium
Rhabarber	Kalzium, Eisen, Kalium
Rote Johannisbeere	Eisen, Kalium, Mangan, Vitamin C
Sanddornbeere	Magnesium, Vitamin C
Satsuma	Vitamin C
Sauerkirsche	Folsäure
Schwarze Johannisbeere	Eisen, Kalium, Mangan, Vitamin C
Stachelbeere	Eisen
Wasserkastanie	Eisen, Kalium, Kupfer, Phosphor, Vitamin B, Zink
Wassermelone	Eisen, Kalium, Zink
Weintraube, weiß und rot	Vitamin B, Vitamin C
Zitrone	Kupfer, Vitamin C
Zwetschge	Eisen, Kalium

TROCKENOBST	ENTHALTENE VITALSTOFFE
Ananas	Enzyme
Apfelringe	Pektin
Aprikose	Eisen, Kalium, Mangan
Banane	Eisen, Kalium, Magnesium, Mangan
Birne	Eisen, Zink
Brombeere	Eisen, Magnesium, Mangan, Zink
Cranberry	Phosphor, Vitamin C, Zink
Feige	Eisen, Zink
Papaya	Enzyme
Rosine	Eisen, Kalium, Mangan

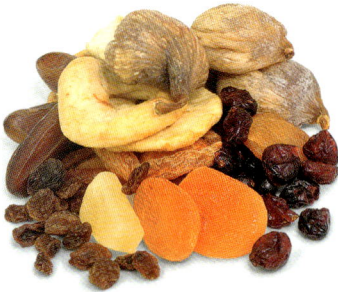

BASISCHE ZWISCHENMAHLZEIT

Ungeschwefeltes Trockenobst ist eine hervorragende und sättigende Zwischenmahlzeit. In Naturkostläden, Reformhäusern und Drogeriemärkten, in den Bioabteilungen vieler Supermärkte und über den Bioversandhandel im Internet finden Sie ein vielfältiges Angebot an ungeschwefelter Ware. Biologische Trockenfrüchte werden schonend und ohne chemische oder synthetische Mittel behandelt.

GEMÜSE	ENTHALTENE VITALSTOFFE
Aubergine	Kalium, Magnesium
Blumenkohl	Kalium, Vitamin B, Vitamin C, Vitamin K
Bohne, grüne	Eisen, Kalium, Magnesium, Mangan, Molybdän, Silizium
Brokkoli	Kalzium, Eisen, Folsäure, Jod, Kalium, Magnesium, Mangan, Vitamin A, Vitamin B, Vitamin C, Vitamin K, Zink
Butterrübe, gelbe	Eisen, Kalium
Carli-Paprika	Eisen, Vitamin C
Chinakohl	Vitamin C
Dolma-Paprika	Vitamin C
Eiszapfen (kleiner weißer Rettich)	Eisen, Kalium, Zink
Erbse, frisch	Folsäure, Vitamin B
Fenchel	Kalzium, Eisen, Kalium, Magnesium, Mangan, Vitamin C
Frühlingszwiebel	Kalium, Mangan, Zink
Grünkohl	Kalzium, Eisen, Folsäure, Kalium, Magnesium,

GEMÜSE	ENTHALTENE VITALSTOFFE
Gurke	Eisen, Mangan, Zink
Karotte	Kalzium, Eisen, Kalium, Mangan, Vitamin A
Kartoffel	Kalium, Kupfer, Vitamin B, Vitamin C
Knollensellerie	Kalzium, Folsäure, Kalium, Vitamin B
Kohlrabi	Eisen, Folsäure, Selen
Kürbis	Eisen, Kalium, Mangan, Vitamin A
Lauch	Kalzium, Eisen, Folsäure, Kalium, Magnesium, Mangan, Silizium, Vitamin B, Vitamin C
Mangold	Kalzium, Eisen, Fluor, Magnesium, Mangan, Vitamin A, Vitamin B, Vitamin C
Navets Rübchen	Kalzium, Kalium, Vitamin C
Okraschote	Kalzium, Eisen, Kalium, Kupfer, Magnesium, Mangan
Paprika	Eisen, Kalium, Vitamin A, Vitamin C, Vitamin E
Pastinake	Kalzium, Eisen, Kalium, Magnesium, Mangan, Zink
Peperoni	Eisen, Kalium, Mangan, Zink
Petersilienwurzel	Eisen, Fluor, Kalium, Kupfer
Radieschen	Eisen, Fluor, Kalium, Kupfer, Vitamin C
Rettich	Eisen, Kalium
Romanesco	Eisen, Kalium, Phosphor, Vitamin B, Vitamin C, Zink
Rondini (Kürbissorte)	Eisen, Kalium
Rote Bete	Eisen, Folsäure, Kalium, Kupfer, Magnesium, Mangan
Rotkohl	Kalzium, Kalium, Magnesium
Schalotten	Kalium, Mangan, Zink
Schwarzer Rettich	Eisen, Kalium
Schwarzwurzel	Eisen, Kalium, Kupfer, Magnesium, Mangan, Vitamin B, Vitamin E, Zink
Spinat	Kalzium, Eisen, Fluor, Jod, Kalium, Magnesium, Mangan, Vitamin A, Vitamin B, Vitamin E, Vitamin K
Spitzkohl	Kalzium, Eisen, Kalium
Staudensellerie	Kalzium, Fluor, Kalium, Magnesium, Vitamin A
Stielmus	Kalzium, Eisen, Kalium
Süßkartoffel	Eisen, Kalium, Kupfer, Mangan, Vitamin B

GEMÜSE	ENTHALTENE VITALSTOFFE
Teltower Rübchen	Kalzium, Kalium, Vitamin C
Tomate	Kalium, Vitamin C
Topinambur	Eisen, Kalium, Magnesium, Zink
Trüffelkartoffel (blaue Kartoffel)	Anthocyane (gefäßschützende bioaktive Stoffe), Kalium, Vitamin C
Urkarotte (Betakarotte)	Kalzium, Eisen, Kalium, Mangan, Vitamin A
Weißkohl	Kalzium, Kalium, Vitamin E, Vitamin K
Wirsing	Kalzium, Eisen, Kalium, Mangan, Vitamin B, Vitamin C, Vitamin E
Zucchini	Eisen, Kalium, Magnesium
Zuckerschote (Zuckererbse)	Kalzium, Eisen, Kalium, Kupfer, Magnesium, Mangan
Zwiebel	Kalium, Mangan, Zink

SALATE, KRÄUTER UND GEWÜRZE	ENTHALTENE VITALSTOFFE
Basilikum	Kalzium, Eisen, Kalium, Mangan, Zink
Bohnenkraut	Eisen
Borretsch	Eisen
Brennnessel	Kalzium, Eisen, Kalium, Magnesium, Vitamin C
Brunnenkresse	Kalzium, Vitamin C
Chinakohl	Eisen, Folsäure, Kalium, Vitamin C, Zink
Chicorée, rot und weiß	Vitamin A
Chilischote, rot	Betakarotin, Eisen, Kalium, Vitamin B, Vitamin C, Vitamin P (Rutin), Zink
Dill	Kalzium, Eisen, Mangan, Zink
Eichblattsalat	Kalzium, Eisen, Kalium, Magnesium, Phosphor, Vitamin A, Vitamin B, Vitamin C, Vitamin E
Eisbergsalat	Kalzium, Eisen, Kalium, Magnesium, Vitamin A, Zink
Eistropfensalat	Eisen
Endiviensalat	Eisen, Kalium, Vitamin A
Feldsalat	Eisen, Fluor, Folsäure, Jod, Kalium, Vitamin A, Zink
Fenchelsamen, frisch	Kalzium, Kalium, Kupfer, Mangan, Zink
Friséesalat	Kalzium, Eisen, Karotin, Vitamin B, Vitamin C

TIPP

FRISCHE KRÄUTER

Kräuter wie Dill, Petersilie, Schnittlauch, Basilikum, Liebstöckel, Thymian oder Rosmarin sollten Sie stets frisch aus dem Garten, vom Balkon oder vom Topf auf der Fensterbank ernten. Sie verleihen Ihren Gerichten die besondere Note eines sommerlich leichten, mediterranen Geschmacks.

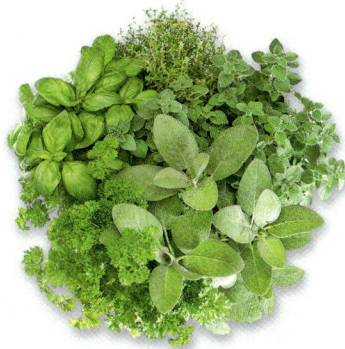

SALATE, KRÄUTER UND GEWÜRZE	ENTHALTENE VITALSTOFFE
Gartenkresse	Kalzium, Eisen, Kalium, Magnesium, Mangan, Vitamin C
Ingwer	Eisen, Kalium, Magnesium, Phosphor
Kapern, frisch	Eisen, Mangan
Kapuzinerkresse	Kalzium, Eisen, Vitamin C
Kerbel	Kalzium, Eisen, Kalium, Vitamin A
Kopfsalat	Mangan, Vitamin E, Vitamin K
Liebstöckel	Eisen, Zink
Lollo Bionda	Kalzium, Folsäure, Kalium, Jod, Kupfer, Magnesium, Mangan, Selen, Vitamin B, Vitamin C, Zink
Lollo Rosso	Betakarotin, Kalzium, Folsäure, Kalium, Jod, Kupfer, Magnesium, Mangan, Selen, Vitamin B, Vitamin C, Zink
Löwenzahn	Kalzium, Eisen, Kalium, Mangan
Majoran	Eisen
Meerrettich	Eisen, Kalium
Melde (spanischer Spinat)	Eisen
Oregano	Eisen, Vitamin C, Zink

SALATE, KRÄUTER UND GEWÜRZE	ENTHALTENE VITALSTOFFE
Petersilie	Kalzium, Eisen, Kalium, Kupfer, Mangan, Silizium, Vitamin K, Zink
Pfefferminze	Vitamin A, Vitamin B, Vitamin C, Vitamin D, Vitamin E
Portulak	Eisen, Magnesium
Radicchio	Eisen, Mangan
Romanasalat	Eisen, Kalium, Mangan, Vitamin C, Vitamin E
Rosmarin	Eisen
Rucola (Rauke)	Kalzium, Eisen, Kalium
Safran	Eisen, Kalium, Mangan, Zink
Salbei	Eisen
Sauerampfer	Eisen, Kalium, Magnesium, Zink
Schachtelhalm	Silizium
Schnittlauch	Eisen, Vitamin K, Zink
Sellerieblätter, frisch	Eisen, Mangan
Thymian	Eisen
Ysop	Eisen
Zitronenmelisse	Eisen, Vitamin C, Zink
Zucchiniblüte	Flavone

INFO

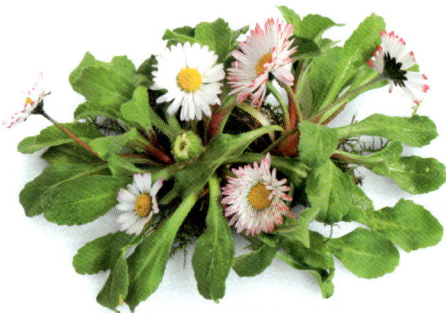

WEITERE BASENBILDNER

Auch die folgenden Salate und Kräuter, die langsam in unsere Küchen einziehen und zu denen keine Vitalstoffangaben vorliegen, sind Basenbildner: Bataviasalat, Beinwell, Bibernell, Gänseblümchen, Giersch, Orchideensalat, Schabzigerklee, Treviso, Veilchenblüten, Zitronenthymian.

PILZE	ENTHALTENE VITALSTOFFE
Austernpilz	Vitamin B
Champignon	Eisen, Jod, Kalium, Kupfer, Vitamin B, Vitamin D
Egerling	Eisen, Jod, Kalium, Kupfer
Herbsttrompete	Eisen, Fluor, Jod, Kalium, Kupfer
Igel-Stachelbart (Pom-Pom blanc)	Eisen, Kalium, Zink
Kräuterseitling	Eisen, Fluor, Kalium, Kupfer
Limonenseitling	Eisen, Fluor, Kalium, Kupfer
Krause Glucke	Eisen, Kalium, Kupfer
Morchel	Eisen, Fluor, Jod, Kalium, Kupfer, Mangan, Vitamin D
Mu-Err-Pilz	Eisen, Kalium, Kupfer, Mangan
Pfifferling	Eisen, Fluor, Kalium, Kupfer, Mangan, Vitamin A, Vitamin B, Vitamin D
Portabella-Pilz	Eisen, Fluor, Kalium, Kupfer
Rosenseitling	Eisen, Fluor, Kalium, Kupfer
Samtfußrüpli	Eisen, Fluor, Kalium, Kupfer
Semmelstoppler	Eisen, Kalium, Kupfer
Shiitake	Eisen, Kalium, Kupfer
Steinchampignon	Eisen, Jod, Kalium, Kupfer
Steinpilz	Eisen, Fluor, Jod, Kalium, Kupfer, Vitamin B, Vitamin D
Trüffel	Eisen, Fluor, Jod, Kalium, Kupfer, Mangan

KALTGEPRESSTE PFLANZENÖLE	ENTHALTENE VITALSTOFFE
Aprikosenkernöl	Ungesättigte Fettsäuren, Vitamin E
Arganöl, auch geröstet	Ungesättigte Fettsäuren, Vitamin E
Avocadoöl	Ungesättigte Fettsäuren, Vitamin E
Distelöl	Ungesättigte Fettsäuren, Vitamin E
Erdnussöl	Ungesättigte Fettsäuren, Vitamin E
Hanf-, Haselnussöl	Ungesättigte Fettsäuren, Vitamin E
Kirschkernöl	Ungesättigte Fettsäuren, Vitamin E
Kürbiskernöl	Ungesättigte Fettsäuren, Vitamin E

KALTGEPRESSTE PFLANZENÖLE	ENTHALTENE VITALSTOFFE
Leinöl	Ungesättigte Fettsäuren (vor allem Omega-3-Fettsäuren), Vitamin E
Macadamia-, Mandelöl	Ungesättigte Fettsäuren, Vitamin E
Olivenöl	Ungesättigte Fettsäuren, Vitamin E
Rapsöl	Ungesättigte Fettsäuren, Vitamin E
Sesamöl	Kalzium, ungesättigte Fettsäuren, Vitamin E
Sonnenblumenöl	Magnesium, ungesättigte Fettsäuren, Vanadium, Vitamin E
Tomatenkernöl	Ungesättigte Fettsäuren, Vitamin E
Traubenkernöl	Ungesättigte Fettsäuren, Vitamin E
Walnussöl	Ungesättigte Fettsäuren, Vitamin E
Weizenkeimöl	Ungesättigte Fettsäuren, Vitamin E

SAMEN UND NÜSSE	ENTHALTENE VITALSTOFFE
Aprikosenkerne	Kalzium, Eisen, Magnesium, Mangan
Hanfsamen, geröstet	Kalzium, Eisen, Magnesium
Mandeln (auch Mus)	Kalzium, Eisen, Magnesium, Mangan, Vitamin E
Kokos, -milch (frisch)	Kupfer, Zink, Vitamin E
Kürbiskerne (auch Mus)	Eisen, Kupfer, Magnesium, Mangan, Vitamin E
Leinsamen	Eisen, Magnesium, Mangan, Vitamin E
Macadamianüsse	Magnesium, Mangan
Mohnsamen	Eisen, Kupfer, Magnesium, Mangan, Zink
Ölsaatenmischung	Kalzium, Eisen, Kupfer, Magnesium, Mangan, Vitamin E, Zink
Paranüsse	Eisen, Kupfer, Zink, Vitamin E
Pistazien	Eisen, Magnesium, Zink
Sesam, -salz (Gomasio)	Kalzium, Eisen, Kupfer, Magnesium, Mangan, Zink
Sonnenblumenkerne	Eisen, Kupfer, Magnesium, Mangan, Vitamin E, Zink
Sonnenblumenkernmus	Eisen, Kupfer, Magnesium, Mangan, Zink
Tahin (Sesammus)	Kalzium, Eisen, Kupfer, Magnesium, Mangan, Zink
Walnüsse, frische	Fluor, Magnesium, Mangan
Zedernnüsse	Eisen, Jod, Magnesium, Mangan, Vitamin B

Gewürze

Mit Gewürzen sollten Sie eher sparsam umgehen, um den Eigengeschmack von Gemüsegerichten nicht zu überdecken ▸ siehe Seite 49. Doch Sie müssen bei Basenfasten auch nicht darauf verzichten. Geeignete Gewürze sind unter anderem:

- Kreuzkümmel, Kümmel und Schwarzkümmel – sie alle enthalten Eisen, Kupfer, Mangan und Zink;
- Kurkuma – sie enthält Eisen, Kalium und Mangan;
- Muskatnuss – sie enthält Eisen, Kupfer, Mangan und Zink;
- Pfeffer – er enthält Eisen und Mangan;
- Vanille – sie enthält Kalzium, Eisen, Mangan und Zink;
- Zimt – er enthält Kalzium, Eisen, Mangan und Zink.

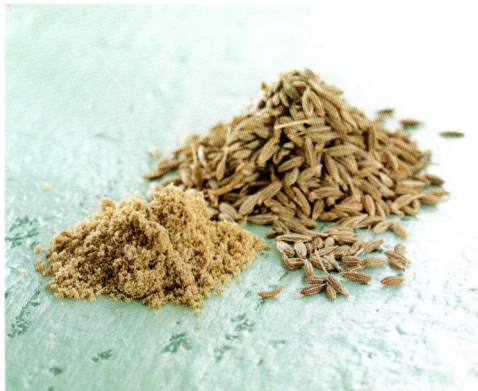

Sparsam eingesetzt, verfeinern Gewürze auch bei Basenfasten Ihre Gerichte.

TIPP

WASSER NUR VOM FEINSTEN

Für die Basenfastenkur gilt: nur Wasser vom Feinsten! Kohlensäurehaltiges Wasser ist bei Basenfasten tabu, da Kohlensäure eine Säurewirkung hat. Empfehlenswert sind hochwertige Quellwässer, insbesondere Hochgebirgsquellwasser (Bezugsquelle ▸ siehe Seite 115). Wasser ist in der Tat von sehr unterschiedlichem Geschmack und unterschiedlicher Qualität, sodass ein Blick auf die Herkunft und eine Recherche im Internet sich lohnen.
Bedenken Sie: Ihr Körper besteht zu über 70 Prozent aus Wasser. Sie brauchen es für den Transport von Nährstoffen, zum Denken, für die Bewegung, für die Verdauung – kurzum für alle wichtigen körperlichen Funktionen. Wasser ist also weit mehr als nur ein Durstlöscher. Sparen Sie daher nicht an der Qualität des Wassers.

Wasser und Kräutertees

In der Basenfastenzeit ist es sehr wichtig, dass Sie zwei bis drei Liter Flüssigkeit pro Tag trinken: Wasser oder verdünnten Kräutertee. Art und Qualität dieser Getränke bestimmen Ihren Basenfastenerfolg mit. Achten Sie beim Einkauf von Kräutertees besonders darauf, dass Sie eine Mischung aus Kräutern der Region bekommen. Es sollten keine Früchte wie Hagebutten oder Orangenschalen enthalten sein. Schwarzer, grüner und weißer Tee sind für Basenfasten nicht geeignet ▸ siehe Seite 18. Der Tee sollte auch keine Zusätze von Aromastoffen, Farbstoffen oder Rooibos enthalten. Rooibostee ist ein südafrikanischer Haustee und für die dortigen klimatischen Verhältnisse sicher optimal. Auch wenn es Mode geworden ist, ständig neue exotische Teespezialitä-

ten bei uns auf den Markt zu bringen – man muss nicht jeden Trend mitmachen.

Besser entsäuern mit reifen Nahrungsmitteln

Wie Sie inzwischen wissen, sind die meisten Obst- und Gemüsesorten Basenbildner. Das trifft allerdings nur zu, wenn sie reif sind. Und reif können sie nur sein, wenn sie gerade Saison haben. Leider finden sich auf den Wochenmärkten, mehr noch in den Supermärkten, zunehmend Obst- und Gemüsesorten, die völlig unreif geerntet wurden. Besonders Pfirsiche, Nektarinen, Erdbeeren, Tomaten und Feigen sind heute selten richtig reif zu bekommen.

Wenn Obst- und Gemüsesorten unreif sind, können sie im Körper keine Basen bilden. Außerdem führt der Verzehr von unreifem Gemüse dazu, dass es nicht gut verdaut werden kann. Das belastet Ihren Darm zusätzlich, was Blähungen, Schmerzen und eine schlechtere Verwertung der Nahrung zur Folge haben kann. Ganz abgesehen davon, dass unreifes Obst und Gemüse längst nicht so gut schmeckt. Achten Sie daher beim Einkaufen darauf, dass die Produkte reif sind. Im Kapitel »Basenfasten für jede Jahreszeit« ab Seite 63 erfahren Sie, welche Obst- und Gemüsesorten wann Saison haben. Dort finden Sie auch vielseitige Rezeptideen, die auf die Basenbildner der jeweilige Jahreszeiten abgestimmt sind.

TIPP

NUR EINHEIMISCHE TEESORTEN

Unsere einheimischen Kräuter sind seit Jahrtausenden bekannt, geprüft und auf unser Klima, unsere Bodenbeschaffenheit, unsere Lebensweise und unseren Stoffwechsel abgestimmt. Verwenden Sie daher für die Basenfastenzeit nur Teemischungen aus einheimischen Kräutern – ohne Aromen, Farbstoffe oder exotische Früchte. Gut geeignet sind folgende Teesorten: Anis, Brennnessel, Brombeerblätter, Erdbeerblätter, Fenchel, Hafergras, Hopfen, Kamille, Kornblumen, Lavendel, Malve, Melisse, Pfefferminze, Ringelblume, Süßholz, Thymian, Ysop, Zitronenmelisse.

Warum Sie Tomaten nur im Sommer essen sollten

Seit Jahren lese ich aufmerksam Rezepte in Büchern und Zeitschriften, die meist von Profis erstellt werden. Mir fällt dabei auf, dass nur selten auf die Saison der pflanzlichen Zutaten geachtet wird. Die einzigen Ausnahmen sind Sternerestaurants, in denen überwiegend saisonal gekocht wird. Tatsächlich ernähren sich heute nur noch wenige Menschen gemäß den Jahreszeiten. Kein Wunder, denn die Märkte bieten uns im Sommer wie im Winter nahezu alles an. So kommen an Weihnachten gerne auch mal Erdbeeren, Spargel und Tomaten auf den Tisch. Das sind jedoch Nahrungsmittel, die im Frühsommer beziehungsweise im Sommer ihre Saison haben.

Was passiert mit dem Stoffwechsel, wenn Sie diese Lebensmittel im Winter zu sich nehmen? Nach der traditionellen chinesischen Medizin haben alle Lebensmittel einen Einfluss auf die Organsysteme und auf den Stoffwechsel. Sie wirken kühlend oder wärmend und damit anregend oder beruhigend auf die Organe. Pflanzliche Nahrungsmittel, die im Sommer reif sind, haben meist eine kühlende Wirkung, was dem sommerlich angeregten Stoffwechsel sehr gut tut. Noch vor einigen Jahrzehnten wäre niemand auf die Idee gekommen, im Winter eine halbrote Tomate zu essen – es gab auch keine zu kaufen. Die Tomate mit ihrer kühlenden Wirkung bringt den Stoffwechsel durcheinander, der im Winter nicht auf Sommerfrüchte eingestellt ist. Der Effekt: Sie frieren. Im Herbst stehen uns vor allem Kohlarten und Wurzelgemüse zur Verfügung. Das Besondere an Wurzelgemüsen ist, dass sie die Fähigkeit haben, viele Nährstoffe zu speichern, denn der Winter selbst bringt keine neuen Nährstoffe in Form von Beeren und Früchten hervor. Hier sieht man, mit welcher Intelligenz die Natur vorgeht: Wenn wir im Winter Wurzelgemüse zu uns nehmen, sorgen wir automatisch dafür, dass unser Körper mit allem versorgt wird, was der Stoffwechsel in den Wintermonaten braucht.

Saisonal und regional

Sie brauchen nichts weiter zu beachten, als sich von den Obst- und Gemüsesorten zu ernähren, die gerade Saison haben. Saison bedeutet, dass die Natur dieses Produkt aufgrund des Klimas hervorbringen kann.

INFO

KÜHLENDE SOMMERGENÜSSE

Typische Sommerfrüchte sind Beeren, die zum Teil viel Zucker enthalten. Ihre Energie (Wärme) steht dem Körper damit nur kurze Zeit zur Verfügung, weshalb sie eine kühlende Wirkung haben. Das kommt uns an heißen Sommertagen sehr entgegen.

Der positive Nebeneffekt: Was Saison hat, ist in der Regel viel preisgünstiger, da es meist aus der Region stammt und das Angebot größer ist. Eine Empfehlung, die nicht nur für die Basenfastenzeit gilt. Betrachten Sie sich als Teil der Natur und versuchen Sie, mit ihr in Einklang zu leben – auch durch saisonorientierte Lebensweise.

Tages- und Jahreszeiten beeinflussen die innere Uhr

Alle Vorgänge in unserem Körper unterliegen unzähligen verschiedenen Rhythmen. Einer der bekanntesten ist der Schlaf-Wach-Rhythmus, dessen Störungen den Menschen jeder Leistungsfähigkeit berauben. Betroffen davon sind vor allem Schichtarbeiter, dazu gibt es viele Studien. Aber auch der berüchtigte Jetlag ist eine Folge des gestörten Schlaf-Wach-Rhythmus.

Auch der Säure-Basen-Haushalt und alle Organfunktionen unterliegen bestimmten Rhythmen, die zu natürlichen tageszeitlichen Schwankungen ihrer Funktionen führen. Dieses Wissen um unsere innere Uhr macht sich die Forschung schon teilweise zunutze – »Chronobiologie« nennt man diese Wissenschaft (abgeleitet von den griechischen Begriffen chronos = Zeit, bios = Leben). Man weiß beispielsweise, dass es tageszeitliche Schwankungen des Blutzuckers, der Körpertemperatur und des Stresshormons Cortisol gibt. Die Dosierung vieler Medikamente sollte daher auch je nach Tageszeit höher oder niedriger ausfallen. Die innere Uhr des Menschen tickt teilweise aus sich selbst heraus, ist aber auch eingebunden in größere, ihn umgebende Rhythmen wie beispielsweise die Jahreszeiten. Unsere gesamte Stoffwechselarbeit unterliegt daher zu einem großen Teil den jahreszeitlichen Schwankungen und natürlich der tatsächlichen Witterung.

> »Wenn du die Absicht hast, dich zu erneuern, tu es jeden Tag.«
>
> KONFUZIUS

TIPP

DER MENSCH – TEIL DER NATUR
Der Mensch ist, biologisch gesehen, Teil eines größeren Ganzen. Dieses Wissen um die Eingebundenheit in die Natur, in den Lauf der Jahreszeiten, sollten Sie in Ihre Basenfastentage ebenso wie in Ihre gesamte Lebensweise einbeziehen. Sie unterstützen damit Ihren Körper in seinen Bemühungen, Sie gesund zu erhalten.

FRAGEN RUND UM BASENFASTEN – TEIL 2

Ebenso wie zum Säure-Basen-Haushalt ▸ siehe Seite 20 haben Patienten auch häufig Fragen zu Basenfasten selbst.

Wie lange kann man Basenfasten durchführen?

Basenfasten ist als ein- bis zweiwöchige Kur gedacht. Wenn Sie sich dabei gut fühlen, können Sie gern verlängern – bis zu sechs Wochen. Voraussetzung dafür ist ein guter Allgemeinzustand. Bei Neigung zu Untergewicht sollten Sie keinesfalls länger als eine Woche fasten.

Ist die Basenfastenkur für jeden Menschen geeignet?

Prinzipiell ja. Basenfasten ist nur tabu bei Schwangerschaft, in der Stillzeit und bei chronischen Krankheiten wie Krebs im fortgeschrittenen Stadium. Wenn Sie unsicher sind, fragen Sie bitte Ihren Arzt.

Sind Bio-Produkte wirklich besser?

Für Bio-Produkte spricht zum einen ihr Geschmack, zum anderen ihr hoher Vitalstoffgehalt. Einer Untersuchung zufolge ist zum Beispiel der Vitamin C-Gehalt von Bio-Orangen um 20 Prozent höher als der von Orangen aus konventionellem Anbau. Wenn Sie daher Wert auf optimale Vitalstoffversorgung und volles Geschmackserlebnis legen, sollten Sie auf Bio umsteigen.

Ist Leitungswasser als »Fastengetränk« zu empfehlen?

Im Allgemeinen leider nicht. Leitungswasser ist zwar meist frei von bakteriellen Verunreinigungen, da es ständig überprüft wird – dafür enthält es oft jede Menge anderer unerfreulicher Stoffe. So wurden zum Beispiel bei einer Untersuchung des Leitungswassers in mehrereren deutschen Großstädten Rückstände von Röntgenkontrastmitteln und Lipidsenkern, aber auch erhöhte Kupferkonzentrationen gefunden.

Kann ich während Basenfasten auch Fertigsäfte trinken?

Ein frisch gepresster Saft ist immer einem Fertigsaft vorzuziehen, schon wegen des Geschmacks. Bei Karottensaft fällt mir das am meisten auf, testen Sie selbst. Außerdem gehen bei der Behandlung für die Haltbarkeit einige Vitalstoffe verloren. Auch wenn Fertigsaft noch basenüberschüssig ist, dient er deshalb allenfalls als »Notlösung«.

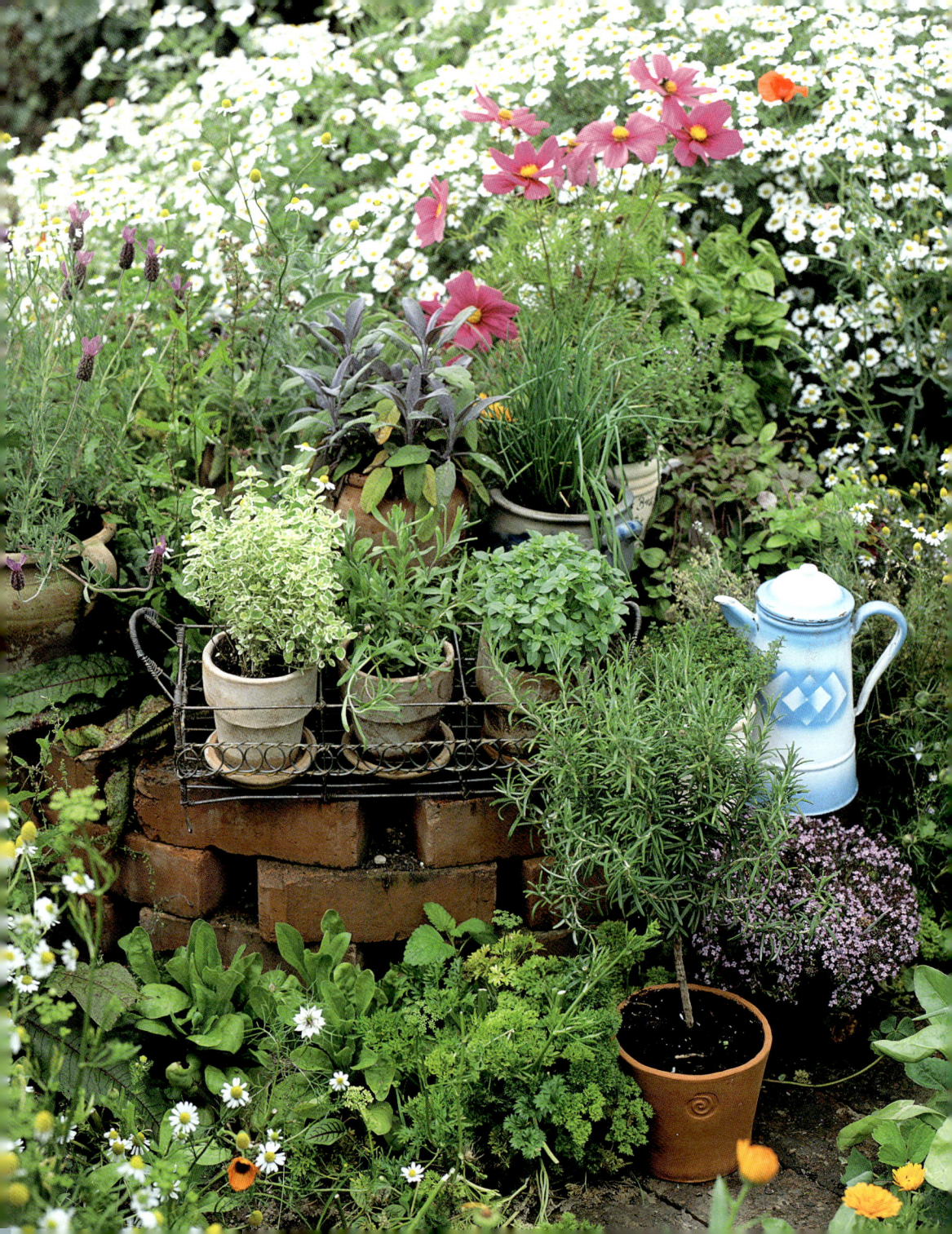

BASENFASTEN MIT KÖPFCHEN

DAMIT IHRE BASENFASTENZEIT ZU EINER »RUNDEN SACHE« WIRD, SOLLTEN SIE IHRE KÜCHE ZUVOR GUT AUSSTATTEN. BEGLEITEND ZUM FASTEN SIND AUSREICHENDE BEWEGUNG UND PHASEN DER ERHOLUNG WICHTIG.

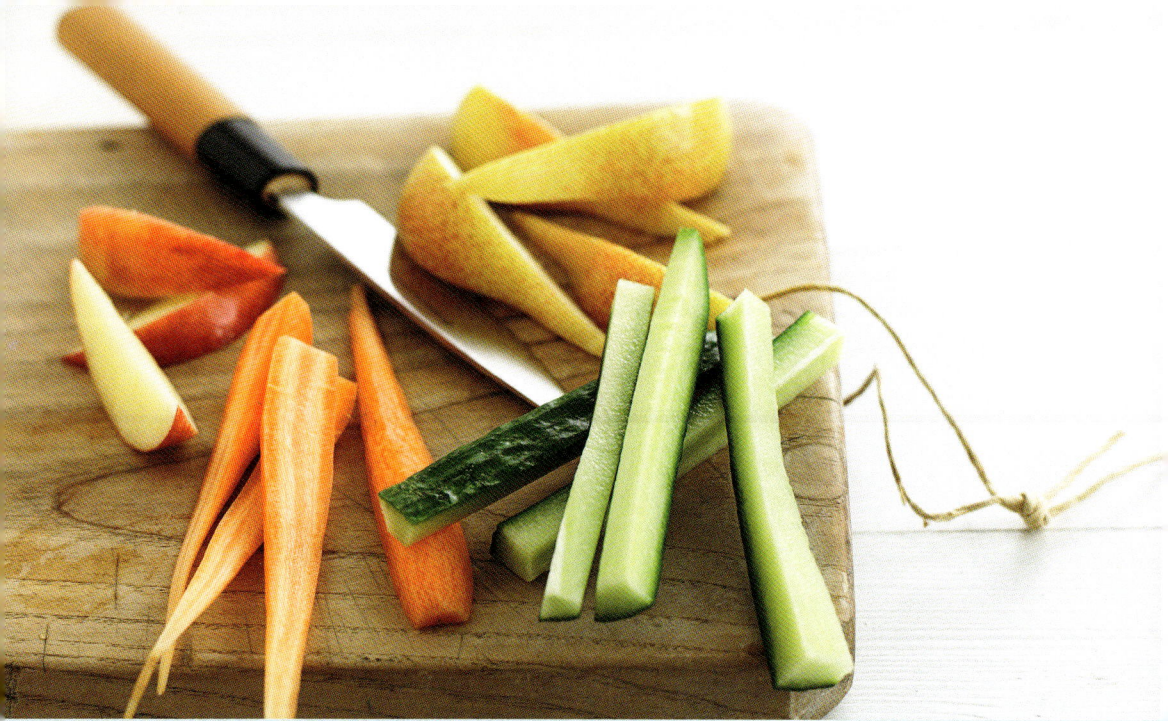

BEVOR ES LOSGEHT

Das Gute an Basenfasten ist: Sie dürfen essen. Ihr Stoffwechsel muss sich während der Basenfastentage also nicht radikal umstellen. Deshalb sind Entlastungstage wie beim klassischen Fasten bei Basenfasten kein Muss, aber zur Vorbereitung auf die Umstellung »100 Prozent basisch« dennoch ratsam. Unbedingt dazu gehört jedoch die Darmreinigung, die einen wesentlichen Anteil am Erfolg Ihrer geplanten Basenfastentage hat.

Vor dem Fasten – entlasten!

Als Faustregel gilt: Je säurelastiger Ihre Ernährung ist, umso sinnvoller sind einige Entlastungstage vorab. Das gilt besonders dann, wenn Sie mehr als zwei Tassen Kaffee pro Tag trinken und täglich konzentriertes tierisches Eiweiß in Form von Eiern, Fisch, Fleisch, Wurst, Käse oder anderen Milchprodukten zu sich nehmen.

Sind Sie kaffeesüchtig?

Wenn Sie zu den täglichen Kaffeetrinkern gehören, ist es ziemlich wahrscheinlich, dass Sie von Kaffee abhängig sind und während der ersten Basenfastentage unter dem Verzicht leiden werden. Lassen Sie in diesem Fall den Kaffee schon einige Tage vor dem ersten Basenfastentag weg und beginnen Sie mit Basenfasten erst, wenn Sie den »Entzug« überstanden haben. Dann fühlen Sie sich gleich vom ersten Fastentag an wohl und können das frische Gefühl erleben, das sich schon am Morgen einstellt. Eine gute Erfahrung! Diese Vorgehensweise ist vor allem zu empfehlen, wenn Sie mehr als zwei Tassen Kaffee pro Tag trinken.

Ihr Darm muss sich umstellen

Sind Obst und Gemüse Fremdkörper in Ihrer Küche? Wissen Sie gar nicht so recht, wie man ein Gemüsegericht zubereitet ohne Sahnesoße, Käse oder Schinken? Dann weiß vermutlich auch Ihr Darm nicht so recht, wie er es verdauen kann. Das gilt besonders dann, wenn Ihre Ernährung bisher überwiegend aus »raffinierten« Produkten bestanden hat: aus Weißmehlprodukten wie Brot, Brötchen, Nudeln und Pizza, aus raffiniertem Zucker, weißem Reis, Limonaden und Süßigkeiten aller Art.

Sie sollten Ihren Darm an die neue Kost gewöhnen. Obst und vor allem Gemüse regen die Verdauung an. Das Zusammentreffen dieser Verdauungsbeschleuniger mit der trägen, raffinierten Kost kann anfangs eventuell zu Blähungen führen, die sich jedoch in ein bis zwei Tagen legen.

Zur Umstellung des Darms gehört auch ein Darmreinigungsprogramm ▶ siehe Seite 52. Sie beginnen damit am besten einen Tag vor der Basenfastenkur und essen an diesem Tag schon die erste Portion Salat und Gemüse. So gewöhnen sich Ihr Stoffwechsel und Ihr Darm besser um, und Sie fühlen sich von Anfang an leichter und wohler.

Entsäuern Sie Ihre Küche

Kaufen Sie in den Tagen vor Basenfasten keine Säurebildner mehr ein. Lassen Sie Ihre sauren Vorräte wie Kaffee, Nudeln und Süßigkeiten einfach »auslaufen«. Was zu Beginn Ihrer Basenfastenzeit noch übrig ist, verbannen Sie in die hintersten Ecken Ihrer Vorratsschränke. Vorne lagern Sie nur noch

WICHTIG

SCHON ENTWÖHNT?
Verzichten Sie für einen Tag probeweise auf Kaffee oder Espresso. Wie geht es Ihnen damit? Bekommen Sie Kopfschmerzen oder spielt Ihr Kreislauf verrückt? In diesem Fall sollten Sie mit Basenfasten erst beginnen, wenn Ihr Körper nach einigen kaffeefreien Tagen entwöhnt ist.

Basisches wie Sonnenblumenkerne, Mandeln, Erdmandelflocken und Trockenfrüchte. Statten Sie Ihre Küche so appetitlich wie möglich aus: Kaufen Sie frisches Obst und Gemüse und legen Sie es dekorativ in Schalen. Auch das Auge isst mit!

Einkaufs-Guide für Ihre Basenfastenzeit

Bevor Sie mit Basenfasten beginnen, legen Sie sich am besten einen basischen Vorrat an. Diese Nahrungsmittel sollten auf Ihrer Einkaufsliste nicht fehlen:

- reines Quellwasser ohne Kohlensäure – am besten reines Hochgebirgswasser – siehe Tipp Seite 35;
- reine Kräutertees mit Kräutern aus der Region siehe Tipp Seite 36;
- zwei kalt gepresste, hochwertige Pflanzenöle für Salate, zum Beispiel Olivenöl und Sesamöl;
- hochwertiges Pflanzenöl zum Erhitzen, etwa Rapsöl oder Sonnenblumenöl;
- Erdmandelflocken (Chufas-Nüssli) für Ihr basisches Müsli siehe Info Seite 79;
- einige Sorten ungeschwefeltes Trockenobst wie Apfelringe, Ananas, Aprikosen, Papaya;
- Gomasio (Salz mit geröstetem Sesam);
- Gemüsebrühwürfel ohne Zusatz von Geschmacksverstärkern wie Glutamat oder Guanylat;
- Sprossenmischungen zum Keimen oder fertige Sprossen;
- frische Kräuter der Saison im Topf;
- 2 kg Kartoffeln;
- 1–2 kg Äpfel;
- 1 kg Bananen;
- einige Zitronen.

Weitere Obst-, Salat- und Gemüsesorten sollten Sie höchstens für zwei Tage im Voraus kaufen. Nur frische Ware enthält genügend Vitamine und Mineralstoffe.

Praktische Küchenhilfen

Wenn Sie bislang kaum Frischkost zubereitet haben, braucht Ihre Küche vermutlich das eine oder andere Utensil, damit Sie die vielen leckeren Rezepte aus diesem Buch nachkochen können. Alle dafür erforderlichen Küchengeräte werden im Folgenden von A bis Z angeführt und kurz erläutert. Sie müssen sich diese Geräte zwar nicht un-

TIPP

TEE RICHTIG LAGERN

Wenn Teemischungen falsch gelagert werden, können Wirkstoffe verloren gehen. Am besten benutzen Sie deshalb Metall- oder (dunkle) Glasgefäße, um die Teekräuter vor Licht, Feuchtigkeit und Wärme zu schützen. Achten Sie auch darauf, dass Sie das Gefäß immer gut verschließen.

bedingt anschaffen, um erfolgreich Basen-fasten durchführen zu können. Sie sind jedoch für die gesunde Gemüseküche besonders zu empfehlen, denn sie dienen hauptsächlich dazu, die Qualität Ihrer Zubereitungen zu verbessern. Wenn Sie Wert auf eine sehr schonende Garmethode legen, ist vor allem der Gemüsedämpfer ▸ siehe Seite 46 oder wenigstens das faltbare Einhängesieb empfehlenswert.

Apfelteiler

Diese kleine und einfache Küchenhilfe ist sehr nützlich, wenn Sie schnell Apfelstück-chen für einen Obstsalat oder frischen Saft benötigen. Der Apfelteiler entkernt den Apfel und teilt ihn in mundgerechte Schnitze. Mit seiner Hilfe können Sie fünf bis sechs Äpfel für einen Saft problemlos und appetitlich zerkleinern. Er lässt sich außerdem blitzschnell reinigen, da er nur aus einem Teil besteht. Ein Apfelteiler kostet nur einige Euro und ist in Kaufhäusern und Haushaltswarengeschäften erhältlich.

Entsafter

Auf dem Markt gibt es viele verschiedene Entsafter zu kaufen. Nicht nur der Preis, auch die Qualität des Saftes schwankt von Gerät zu Gerät. Einfache Geräte liegen meist unter 100 Euro. Das Prinzip des Entsaftens ist Zentrifugieren bei bis zu 13 000 Umdrehungen pro Minute. Bei diesem Verfahren entsteht Wärme, was den hitzeempfindli-

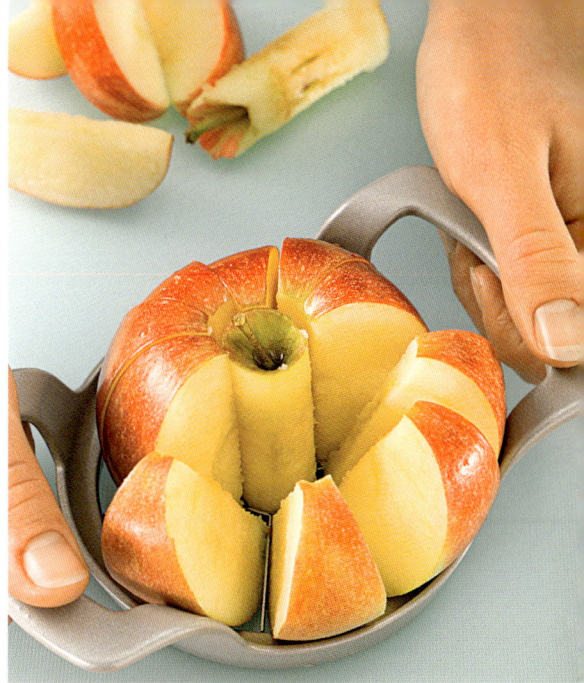

Appetitanregend und praktisch: mundgerechte Stücke mit dem Apfelteiler.

chen Vitaminen schadet. Außerdem wird der Saft durch das Herumwirbeln kräftig aufgeschäumt, was sich wiederum auf die kälte-, hitze- und sauerstoffempfindlichen Enzyme ungünstig auswirkt.
Einige Geräte, deren Anschaffungspreise deutlich höher sind, verfügen jedoch über vitalstoffschonende Verfahren. So arbeitet der »Green Star« (Bezugsquelle ▸ siehe Seite 123) beispielsweise mit zwei ineinandergreifenden Presswalzen mit nur 110 Umdrehungen pro Minute, sodass kaum Wärmeentwicklung stattfindet. Mit ihm lassen sich auch Nüsse und Kräuter sowie Weizen-, Dinkel- und Gerstengras entsaften.

Der »Champion« (Bezugsquelle ▶ **siehe Seite 123**) arbeitet mit einem Zylinder, der mit Edelstahlklingen besetzt ist und mit 1400 Umdrehungen pro Minute arbeitet. Ich habe die meisten Geräte getestet und deutliche Geschmacksunterschiede festgestellt. Mein Ergebnis: Je weniger Umdrehungen der Entsafter benötigt, umso intensiver und besser schmeckt der Saft.

Gemüsebürste

Gemüsebürsten aus Naturfasern wie Kokos, Sisal oder Hanf dienen dazu, Wurzelgemüse und Kartoffeln abzubürsten, um restliche Erde zu entfernen. Wenn Sie neue Kartoffeln mit dünner Schale verwenden, genügt es, diese unter fließendem Wasser abzubürsten;

TIPP

ENTSAFTER

Ein guter Entsafter ist das Herzstück einer vitalstoffreichen Küche. Besonders wenn Sie Kinder haben, lohnt sich die Anschaffung eines Entsafters. Denn selbst Kinder, die sonst nicht so gern »Gesundes« mögen, sind mit einem leckeren Saft fast immer zu überzeugen. Ganz allgemein ist ein frisch gepresster Saft zum Frühstück, im Sommer aus Beeren, im Winter aus Zitrusfrüchten, kaum zu überbieten.

sie müssen nicht geschält werden. Auch mit jungen Möhren können Sie so verfahren. Gemüse aus biologischem oder aus biologisch-dynamischem Anbau kann gut gewaschen oder gebürstet bedenkenlos mit der Schale verzehrt werden.

Gemüsedämpfer

In einem Gemüsedämpfer bleiben Vitamine und Mineralstoffe beim Garen weitgehend erhalten. Schonender als mit einem solchen Gerät können Sie Gemüse nicht zubereiten. Es geht zudem ganz einfach und schnell. Ein Gemüsedämpfer besteht aus drei Teilen: einem Kochtopf, einem Sieb, das in den Kochtopf passt und einem gut schließenden Deckel. Und so funktioniert es: Sie füllen eine geringe Menge Wasser in den Kochtopf und erhitzen es. Dann geben Sie das Gemüse wahlweise geschält, ungeschält, grob oder fein geschnitten in das Sieb und hängen dieses in den Kochtopf. Der Kochtopf muss mit dem Deckel verschlossen werden. Nach wenigen Minuten ist das Gemüse gar. Es behält bei diesem Garverfahren weitgehend seine Farbe und schmeckt so gut, dass Sie kaum nachwürzen müssen. Besonders Fenchel, Lauch, Rote Bete, Wurzelpetersilie und Karotten behalten dadurch so sehr ihren Eigengeschmack, dass sie auch völlig ungewürzt gegessen werden können. Gemüsedämpfer sind aus Edelstahl und aus Bambus erhältlich. Wenn Ihnen die Anschaffung eines Gemüsedämpfers zu kostspielig ist, gibt es auch eine preiswerte Variante: ein faltbares Sieb, das Sie in jeden Kochtopf hängen und ihn damit zum Gemüsedämpfer umfunktionieren können. Den Gemüsedämpfer gibt es inzwischen auch als eigenes Elektrogerät zu kaufen. Es enthält mehrere Siebe, in denen übereinander gestapelt verschiedene Lebensmittel gleichzeitig gedämpft werden können. Der Mercedes unter den Gemüsedämpfern ist der Dampfgarer »Vitalis« von WMF. Er ist nicht nur der perfekte Dampfgarer mit genügend Platz, um mehrere Gemüse nebeneinander zu garen, er kann auch zum Bräter umfunktioniert werden. Dazu hat er ein integriertes Thermometer, sodass die Lebensmittel nicht zu sehr erhitzt werden.

Gemüsereibe

Eine mechanische Vierkantreibe sollte eigentlich in jedem Haushalt vorhanden sein. Wenn Sie eine Küchenmaschine besitzen, haben Sie vermutlich sogar eine elektrische Gemüsereibe dabei. Sie können mit beiden Varianten das Gemüse zu verschieden großen Scheiben oder Raspeln verarbeiten. Für hauchdünne Gemüsescheiben verwenden Sie einen Trüffelhobel ▸ siehe Seite 48.

Gemüseschäler

Sie kennen ihn vermutlich eher unter dem Namen »Spargelschäler«, denn selbst die meisten Gemüsemuffel lieben Spargel – der jedoch leider ein Säurebildner ist! Wenn Sie

INFO

DAMPFGARER

Die exklusivste Art, Gemüse zu dämpfen, ist die mit einem Dampfgarer, den es als Einbaugerät für die Küchenzeile zu kaufen gibt. Er enthält mehrere Garschalen und kann nicht nur Gemüse, sondern auch Fleisch oder Fisch dämpfen. Ein Dampfgarer ist etwas anderes als ein Schnellkochtopf, denn er arbeitet ebenso wie der Gemüsedämpfer ohne Druck.

einen Spargelschäler zu Hause haben, können Sie damit Kartoffeln, Pastinaken, Schwarzwurzeln oder Wurzelpetersilie schälen. Es gibt verschiedene Ausführungen. Am besten gehen Sie in die Haushaltsabteilung eines Kaufhauses und probieren aus, welches Gerät Ihnen angenehm in der Hand liegt. Preisgünstig sind sie alle.

Ingwerreibe

Ingwerreiben gibt es aus Keramik und aus Glas. Sie sind vergleichbar mit jenen Apfelreiben, die man verwendet, um Babys einen Apfel mundgerecht zu zerkleinern. Eine Ingwerreibe benötigen Sie nicht unbedingt. Sie hat jedoch den Vorteil, dass sie Ingwer so gut zerkleinert, dass sein zitroniges Aroma optimal zur Entfaltung kommt. Falls Sie keine Reibe haben, schneiden Sie den Ingwer mit einem Küchenmesser sehr klein. Für einen Ingwertee reicht das allemal.

Milchaufschäumer

Ein einfacher, batteriebetriebener Milchaufschäumer dient eigentlich dazu, den Milchschaum für Cappuccino oder Latte macchiato herzustellen. Sie können damit aber auch Ihre Salatsoße zu einer basischen Vinaigrette verarbeiten. Durch den Milchaufschäumer wird sie innerhalb von Sekunden sämig.

Mixer

Ein Mixer findet sich in den meisten Haushalten. Er ist eine Alternative zum Entsafter, wenn Sie sich diesen nicht leisten können oder wollen. Mit dem Mixer können Sie zwar nicht alle Früchte optimal zerkleinern, aber dennoch viele leckere Fruchtmixgetränke herstellen wie beispielsweise einen Shake aus Ananas, Banane und Kiwi oder ein Fruchtpüree aus Beeren.

Scharfe, glatte Messer

Die schonende Zubereitung von Gemüse beginnt mit dem Schneiden. Experten empfehlen, scharfe, glatte Messer ohne Wellenschliff zu verwenden. Besonders exakt schneiden Keramikmesser (Bezugsquelle ▸ siehe Seite 123), die ganz besonders dann empfehlenswert sind, wenn Sie Wert darauf legen, Ihr Obst und Gemüse frei von Metallionen zu schneiden.

▸ siehe Seite 123

TIPP

UM NÄHRSTOFFE ZU ERHALTEN

Schleifen Sie Ihre Gemüsemesser regelmäßig mit einem Wetzstahl, damit sie immer scharf sind. Dadurch verhindern Sie, dass beim Schneiden Pflanzenzellen verletzt werden, in denen wertvolle Nährstoffe enthalten sind. Bei Gemüse, das mit einem scharfen Messer geschnitten ist, bleiben sie erhalten – vorausgesetzt, Sie verkochen das Gemüse nicht.

Pürierstab

Auch ein Pürierstab, oft Zauberstab genannt, findet sich in den meisten Haushalten. Er kostet nicht viel, ist sehr praktisch und verwandelt beispielsweise eine Gemüsesuppe in Sekundenschnelle zu einer Gemüsecremesuppe, was Abwechslung schafft. Wenn Sie zum Beispiel eine größere Menge klare Brühe mit einer Gemüseeinlage machen, können Sie einen Teil davon am nächsten Tag pürieren, einige frische Kräuter dazugeben – und schon haben Sie ein neues Gericht kreiert!

Trüffelhobel

Der Trüffelhobel – eine Alternative zur Gemüsereibe – ist aus Edelstahl, klein und handlich. Er eignet sich besonders für hauchdünne Scheiben Rettich, Radieschen, Navets Rübchen, Kohlrabi, Karotten, Rote Bete, Knoblauch und Steinpilze.

Zitruspresse

Die meisten Haushalte verfügen über eine Zitruspresse. Es muss keine elektrische sein, eine einfache kleine Presse aus Glas, Keramik, Metall oder Plastik tut es genauso.

Auf das »Wie« kommt es an

Die richtigen Lebensmittel einzukaufen ist eine Sache. Sie richtig zuzubereiten und richtig zu essen eine andere. Ebenso wichtig wie das »Was« ist das »Wie«. Beherzigen Sie deshalb vor allem die folgenden Hinweise.

Gemüse muss »al dente« sein

In Italien besteht die hohe Kunst des Pastakochens darin, die Pasta »al dente« – das heißt bissfest – zu kochen. Das gilt für Gemüse genauso. Nichts ist für die Vitalstoffe im Gemüse tödlicher als zu langes Kochen. Abgesehen davon, dass es dadurch seine Farbe verliert und unappetitlich und lasch auf dem Teller liegt. Wer will das schon gerne essen! In der Gourmetszene hat sich in den vergangenen Jahren die schonende Gemüsezubereitung zum Glück wieder etabliert. So naturbelassen wie möglich, lautet die Devise. Verwenden Sie für ein Gericht möglichst nur zwei oder drei Gemüsesorten. So haben Sie ein intensiveres Geschmacks-

erlebnis. Am besten gelingt Ihnen das mit einem Gemüsedämpfer ▸ **siehe Seite 46**.

Richtig würzen

Wenn Sie bislang außer Salz keine Gewürze kannten, wird Basenfasten Ihnen neue Würzerlebnisse bescheren. Bei Basenfasten wird Salz sehr sparsam verwendet – entweder als Sesamsalz (Gomasio ▸ **siehe Seite 80**) oder als Kräutersalz. Ihre eigentliche Würze bekommen die Gerichte durch ihren

TIPP

RICHTIG ANBRATEN

Wenn Sie bei Basenfasten zwischendurch das Bedürfnis nach etwas Herzhaftem haben, dann erfüllt Gebratenes dieses Bedürfnis am besten. Einige Gemüsesorten wie Lauch, Spinat, Pilze oder Mangold bieten sich dafür besonders an, weil sie nur kurze Garzeiten haben. Mein Tipp: Braten Sie sie immer nur kurz und nicht zu heiß an und löschen Sie das Gemüse dann mit etwas Wasser ab. So wird es noch relativ gut geschont. Auch gekochte Kartoffeln dürfen ruhig einmal wenige Minuten in etwas Öl angebraten werden, beispielsweise mit Sesamöl und Sesamsamen oder auch mit Zwiebeln, wenn Sie das mögen.

Eigengeschmack und durch frische Kräuter. Sie werden erstaunt sein, wie vielfältig das schmeckt und welche geringen Mengen an Gewürzen Sie zusätzlich benötigen.

Roh oder gekocht – das hängt von der Tageszeit ab

Die Kunst des richtigen Basenfastens besteht auch darin, Rohes und Gekochtes zu den richtigen Tageszeiten zu verzehren. Generell gilt: Rohkost sollten Sie nur bis 14 Uhr zu sich nehmen, Gekochtes kann zu jeder Tageszeit verzehrt werden, da es wesentlich besser verdaulich ist.

Allerdings sollten Sie nach 18 Uhr überhaupt keine Mahlzeiten mehr zu sich nehmen, da der Stoffwechsel tageszeitlichen Rhythmen unterliegt. So haben die verschiedenen an der Verdauung beteiligten Organe bestimmte Zeiten, in denen sie die Nahrung besser verwerten können. Die stärkste Verdauungsleistung hat der Mensch am Morgen und am Mittag, weshalb er zu diesen Zeiten die schwerer verdauliche Rohkost am besten verträgt. Ab 14 Uhr wird es schwierig. Das liegt an der Leber, die zu diesem Zeitpunkt ihren Rhythmus auf innere Prozesse umstellt. Vermeiden Sie daher Rohkost nach dieser Tageszeit. Wenn Sie Rohkost überhaupt nicht vertragen, sollten Sie während Ihrer Basenfastenzeit morgens lieber eine warme Gemüsebrühe trinken oder einen Bratapfel verzehren, den Sie beispielsweise mit Mandelblättchen füllen können.

WICHTIG

ROHKOST NICHT ZU JEDER ZEIT
Manche Menschen vertragen Rohkost wunderbar und können einen Rohkostsalat problemlos auch noch am späten Abend essen. Die meisten jedoch bekommen davon starke Blähungen. Experimentieren Sie während des Basenfastens nicht damit, sondern halten Sie sich genau an die empfohlenen Zeiten.

Der Darm hat keine Zähne

Die wenigstens Menschen nehmen sich Zeit, ihr Essen richtig zu kauen. Da wird geredet und telefoniert, wobei die Essenspause ohnehin gerade mal 20 Minuten dauert. Doch nur wenn Sie Ihre Nahrung gut kauen, kann sie auch verdaut werden und dem Körper alle wertvollen Nährstoffe liefern. Bedenken Sie: Ihr Darm hat keine Zähne! Nur das, was Sie im Mund mechanisch mit Ihren Zähnen zerkleinern, kann von den Verdauungssäften des Magens und des Darms weiterverarbeitet und verwertet werden. Achten Sie deshalb bei jeder Mahlzeit darauf, dass Sie Ihr Essen langsam und gründlich kauen.

Das hat noch einen weiteren positiven Nebeneffekt: Langes, gründliches Kauen ist ermüdend und erzeugt dadurch schneller ein subjektives Gefühl von Sättigung. Außerdem braucht das Sättigungszentrum im Gehirn etwa 15 Minuten, bis es die Meldung »satt« sendet. Mit langsamem Kauen tricksen Sie Ihr Gehirn also aus und werden besser satt.

Regelmäßiges Essen macht schneller schlank

Es klingt vielleicht seltsam, aber es stimmt wirklich: Wenn Sie regelmäßig, das heißt dreimal täglich, eine Mahlzeit zu sich nehmen, ist das für Ihren Stoffwechsel besser als wenn Sie nur ein- oder zweimal am Tag essen. Sehr häufig klagen Patienten darüber, dass sie nicht abnehmen, obwohl sie nur ein- oder zweimal essen. Sobald sie jedoch täglich drei Mahlzeiten zu festgelegten Zeiten zu sich nehmen, purzeln die Pfunde – obwohl sie dadurch eigentlich mehr essen als zuvor. (Das funktioniert natürlich nur, wenn sie keine Riesenportionen von Säurebildnern essen!) Hier bestätigt sich der Zauberspruch: Mäßig, aber regelmäßig! Diesen einfachen Rat sollten Sie gerade beim Basenfasten beherzigen.

Essen Sie nur reifes Obst und Gemüse

Achten Sie außerdem unbedingt darauf, nur reifes Obst und Gemüse zu verzehren, auch nach der Basenfastenzeit. Leider hat es sich inzwischen eingebürgert, dass selbst saisonale Früchte und Gemüse unreif geerntet und auf dem Markt angeboten werden ▸ **siehe Seite 36**. Das gilt besonders für alle pflanzlichen Lebensmittel, die nur kurze Zeit lagerfähig sind, wie Erdbeeren, Trauben, Tomaten, Feigen, Avocados, Ananas, Mangos und Bananen. Es tut mir jedes Mal in der Seele weh, wenn ich sehe, wie Menschen am Marktstand grüne Erdbeeren kaufen: unreif, mit Pflanzenschutzmittel überladen, oft überteuert – und ohne jeden Geschmack!

80:20 – das optimale Verhältnis

Für eine gesunde Ernährung ist es generell empfehlenswert, Basenbildner und Säurebildner im Verhältnis 80:20 zu verzehren ▸ **siehe Seite 114**. Speziell während der Fastenkur gilt wiederum für die Basenbildner: Gemüse und Obst ebenfalls im Verhältnis 80:20.

TIPP

OBST ROH UND MORGENS

Obst sollte während der Basenfastenzeit am besten roh verzehrt werden, denn nur so behält es seine wertvollen basischen Mineralien. Essen Sie Früchte daher immer nur zum Frühstück oder als Zwischenmahlzeit am Vormittag. Morgens ist die Verdauungsleistung des Körpers am besten. Rohkost erfordert mehr Verdauungsarbeit, weil die Pflanzenfasern in ungekochtem Zustand nicht oder nur schwer verdaut werden können.

Nun könnte man meinen, es sei völlig egal, ob man mehr Obst oder mehr Gemüse isst, Hauptsache es handelt sich um Basenbildner. Das stimmt nicht ganz. Denn Obst wird viel schneller verstoffwechselt als Gemüse und enthält wesentlich mehr Zucker. Dadurch stellt es dem Körper nur für sehr kurze Zeit Energie zur Verfügung, was dazu führt, dass Sie nach einer Obstmahlzeit viel schneller wieder Hunger bekommen als nach einer Gemüsemahlzeit. Deshalb gilt folgende Regel: Die täglichen Mahlzeiten sollten vorwiegend aus Salat und rohem oder gekochtem Gemüse bestehen; das macht für längere Zeit satt.

Ideal bei Basenfasten: 80 Prozent Gemüse, Salat, Kräuter, Sprossen und 20 Prozent Obst.

Kommen Sie auf den Geschmack

Haben Sie nur Lust auf Ungesundes? Dann liegt es vielleicht daran, dass Sie viele leckere Basenbildner noch nicht kennen. Wagen Sie zu experimentieren und lernen Sie so neue, gesunde Lebensmittel kennen. Nehmen Sie sich ein wenig Zeit und gehen Sie über den Wochenmarkt. Bleiben Sie an einem besonders gut sortierten Gemüsestand stehen und lassen Sie die Vielfalt der Farben und Düfte auf sich wirken. Was spricht Sie an: die Erdbeeren, die Himbeeren oder die Heidelbeeren? Der Bataviasalat, der Feldsalat oder der Portulak? Vielleicht entdecken Sie Gemüse- und Salatsorten, die Sie bisher nicht kannten. Dann fragen Sie einfach nach. Kaufen Sie ein, was Sie probieren möchten und worauf Sie Lust haben.

Darmreinigung entlastet den Körper

Auch wenn es Ihnen vielleicht schwerfällt, sich mit dem Gedanken anzufreunden: Eine Darmreinigung gehört bei Basenfasten unbedingt dazu. Sie trägt wesentlich zum Erfolg Ihrer Basenfastentage bei.
Immer wieder fragen mich Teilnehmer an Basenfastenkursen, warum das notwendig sei, da sie eine gute Verdauung hätten und während der Basenfastentage doch fast normal weiteressen würden. Die Erfahrung zeigt, dass die wenigsten Menschen wissen, wie gut oder eben weniger gut ihre Verdau-

ung wirklich ist. In meiner Praxis führen wir seit nunmehr fast 20 Jahren Darmspülungstherapien (Colon-Hydro-Therapie, ▶ siehe Seite 54) durch und sehen täglich, wie positiv die Auswirkungen einer Darmreinigung sind. Selbst wenn Sie meinen, Ihr Darm funktioniere gut, weil Sie täglich Stuhlgang haben, sagt das noch nicht alles über seine Verdauungsleistung aus. Viele Menschen haben einen zu trägen Darm, was sie gar nie zur Kenntnis nehmen, da sie eine tägliche Entleerung haben. Die oft geringe Menge erscheint ihnen dabei »normal«. Erst wenn sie bei Basenfasten vorwiegend Obst und Gemüse essen, stellen sie erstaunt fest, dass sie plötzlich viel mehr Stuhlgang haben. Nicht selten ist das allerdings mit Blähungen verbunden. Das geschieht vor allem dann, wenn nicht gründlich genug gekaut wurde. Und Sie dürfen mir glauben: Die wenigsten Menschen sind daran gewöhnt, gründlich zu kauen, zumal viele Speisen viel zu weich sind und gutes Kauen überflüssig scheint. Das Aufeinandertreffen der Rückstände des trägen Darms mit der darmanregenden Frischkost (Obst und Gemüse) führt häufig zu unangenehmen Blähungen. Sie können sich das weitgehend ersparen, indem Sie während der Basenfastenzeit den Darm dreimal reinigen: einen Tag vor oder am ersten Basenfastentag, am dritten oder vierten Tag und am letzten Tag noch einmal. Dafür stehen Ihnen die drei folgenden Methoden zur Verfügung.

WICHTIG

BEI EMPFINDLICHEM DARM
Glaubersalz und Bittersalz reizen die Schleimhäute. Deshalb sollten Menschen mit einem empfindlichen Darm oder Reizdarmbeschwerden auf einen Einlauf oder eine Darmspülung (beides ▶ siehe Seite 54) ausweichen.

Glaubersalz und Bittersalz

Die bekannteste Methode, den Darm zu reinigen, ist die Verwendung von Glaubersalz, benannt nach dem Apotheker und Chemiker Johann Rudolph Glauber (1604–1670). Sie bekommen es lose als »Natrium sulfuricum« in jeder Apotheke. Der starke Salzgeschmack ist allerdings nicht jedermanns Sache. Und so wenden Sie Glaubersalz an:

- Lösen Sie 40 Gramm Glaubersalz in einem halben Liter lauwarmem Wasser auf und geben Sie den Saft einer kleinen halben Zitrone dazu.
- Trinken Sie das Glas leer und danach noch einige Gläser reines Wasser – nur so kann Glaubersalz gut wirken.
- Geschmacklich viel erträglicher ist Bittersalz, wenn Sie es als Brausesalz (FX-Passage-Salz, erhältlich in jeder Apotheke) kaufen. Es schmeckt zitronig und durch den Brauseeffekt beinahe gut. Bittersalz wird genauso angewendet wie Glaubersalz.

Für beide Salze gilt: Wenn Sie die Reaktionen Ihres Darms nicht hundertprozentig kennen, sollten Sie sich in den Stunden nach der Einnahme in der Nähe einer Toilette aufhalten. Normalerweise beträgt die Reaktionszeit eine bis drei Stunden, manchmal erfolgt die Reaktion erst tags darauf oder nur nach wiederholter Einnahme.

Der Einlauf

Einen Einlauf finden viele Menschen weitaus angenehmer als Glaubersalz. Sie müssen dafür auch nur etwa eine halbe Stunde Zeit einkalkulieren. Für einen Einlauf benötigen Sie einen Irrigator, den es als Plastikbehälter oder als Faltbeutel im Sanitätshaus oder in der Apotheke zu kaufen gibt. Außerdem brauchen Sie eine unparfümierte Salbe wie Vaseline oder Melkfett, um das Einführrohr einzufetten. Und so gehen Sie vor:

- Füllen Sie den Irrigator mit etwa 37 °C warmem Wasser.
- Legen Sie sich auf einem dicken Bade- oder Handtuch auf die linke Körperseite und neben Ihre Toilette.
- Öffnen Sie dann den kleinen Zulaufhahn am Einführrohr und lassen Sie die Luft entweichen. Fetten Sie das Einführrohr mit der unparfümierten Salbe ein und führen Sie es vorsichtig einige Zentimeter in den After ein. Lassen Sie nun so lange Wasser in den Darm fließen, bis ein Abwehrdruck entsteht. Das kann beim ersten Mal nach wenigen Minuten der Fall sein.

- Danach schließen Sie den kleinen Zulaufhahn, entfernen das Einführrohr und gehen auf die Toilette.

Wiederholen Sie diesen Vorgang ein- bis dreimal – bis Sie das Gefühl haben, gut entleert zu sein. Die Wirkung des Einlaufs können Sie gezielt unterstützen, indem Sie in kreisenden Bewegungen im Uhrzeigersinn Ihren Bauch massieren.

Darmspülung mit Colon-Hydro-Therapie

Die eleganteste Art, den Darm zu reinigen ist, ihn durch einen Therapeuten reinigen zu lassen – mittels Colon-Hydro-Therapie. Das ist gleichzeitig eine wohltuende Wellnessvariante. Denn nach einigen Darmreinigungen wird die Haut reiner und strahlender, und Sie fühlen sich erheblich vitaler. Und so funktioniert diese Methode:

- Sie liegen warm zugedeckt auf einer Liege, während der Therapeut etwa 40 Minuten lang Ihren Darm spült. Dazu verwendet er ein Gerät, das die Wassertemperatur und den Druck regelt (Colonhydromat). So kann er sehr auf Ihre individuellen Bedürfnisse eingehen, denn jeder Darm reagiert anders.
- Anschließend wird die Behandlung durch eine Darmmassage mit Öl abgerundet.
- Die Colon-Hydro-Therapie ist im Grunde ein moderner und hygienischer Einlauf. Über ein geschlossenes System – mit einem sterilen Einmal-Einführrohr – fließt

warmes Wasser mit wenig Druck in den Darm. Über einen Abflussschlauch wird der Darminhalt geruchsfrei ausgeleitet. In Deutschland wird die Colon-Hydro-Therapie von Ärzten und Heilpraktikern eingesetzt. Ich führe diese Therapie, die bei sachgemäßer Anwendung völlig ungefährlich ist, in meiner Praxis seit annähernd 20 Jahren durch und wende sie gerne begleitend zu Basenfasten an. Voraussetzung ist, dass eventuelle Risiken wegen des Gesundheitszustands des Klienten in einem ausführlichen Vorgespräch mit entsprechenden Untersuchungen sorgfältig abgewogen werden. Das trifft im Übrigen nicht nur für diese Art der Darmspülung, sondern für alle in der Medizin angewandten Behandlungen zu. Vor der Behandlung sollten also in jedem Fall ein Erstgespräch und gegebenenfalls einige Untersuchungen stattfinden, damit Ihr Therapeut einschätzen kann, ob die Colon-Hydro-Therapie für Sie in Frage kommt.

WICHTIG

COLON-HYDRO-THERAPIE – FÜR WEN GEEIGNET?

- Die Colon-Hydro-Therapie ist für die meisten Menschen gut geeignet. Dennoch sollten Sie sich grundsätzlich mit einem Therapeuten, der Erfahrung mit Darmspülungen hat, besprechen. Denn es gibt Lebenssituationen, in denen die Colon-Hydro-Therapie tabu ist.
- Wenn Sie schwanger sind oder stillen, sollten Sie weder Darmspülungen noch andere Entgiftungsmaßnahmen anwenden. Sowohl in der Schwangerschaft als auch in der Stillzeit ist der Körper auf »Nestbau« und Nährstoffspeicherung für das Baby eingestellt. Eine Entgiftung kann Stoffwechselabfälle aus dem Gewebe in Umlauf bringen, die für das Baby nicht günstig sind.
- Bei Darmbeschwerden, die noch nicht ärztlich abgeklärt sind, sollten Sie sich erst von einem Arzt untersuchen lassen.
- Bei chronisch-entzündlichen Darmerkrankungen wie Colitis ulcerosa oder bei entzündeten Ausstülpungen (Divertikeln) sind Darmreinigungen an sich eine ideale Möglichkeit, den Darm zu entlasten. Ist das Entzündungsstadium allerdings fortgeschritten, sollten Sie sich von einem Arzt beraten lassen und eine Risiko-Nutzen-Abwägung machen.
- Für Patienten mit (inoperablen) Krebserkrankungen des Darms oder des Unterleibs im fortgeschrittenen Stadium ist die Colon-Hydro-Therapie alledings nicht geeignet.

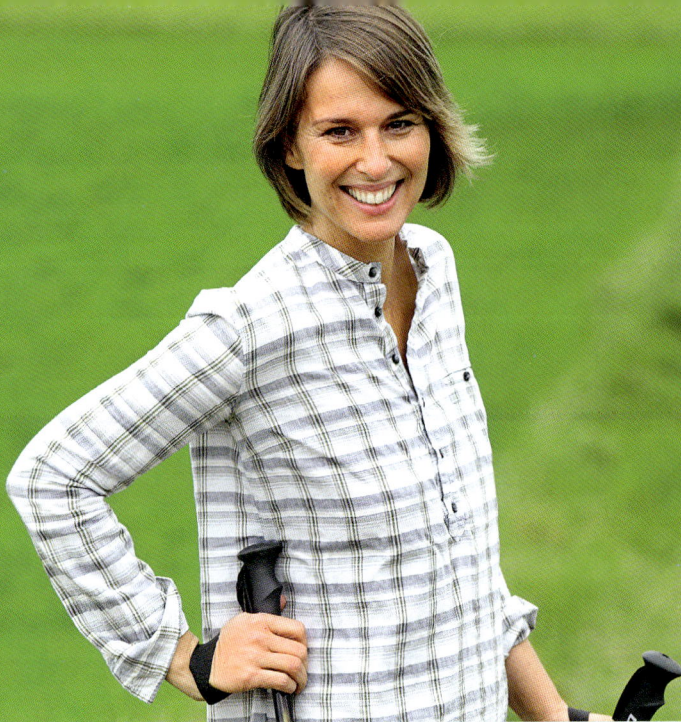

DAS PASSENDE BEGLEITPROGRAMM

Basische Ernährung ist nicht alles: Damit Ihre Basenfastentage auch wirklich zu einem Erfolg werden, sollten Sie sich ein geeignetes Begleitprogramm zulegen.

Bewegung tut gut

Während Ihrer Basenfastenzeit ist es wichtig, dass Sie sich täglich bewegen. Wählen Sie ein passendes Bewegungsprogramm –

je nach Jahreszeit, in der Ihre Basenfastenzeit stattfinden soll, und je nachdem, welche Sportart Ihnen Spaß macht. Freude sollten Sie an Ihrem Bewegungsprogramm schon haben, denn sonst könnte das Durchhaltevermögen überstrapaziert werden. Wenn Sie Ihre persönliche Lieblingssportart schon entdeckt haben, umso besser! Wichtig ist, dass Sie sich täglich mindestens 45 Minuten bewegen – am besten im Freien!

Effektives Training für alle Muskeln

Wie gut, dass es so viele verschiedene Sportarten gibt! Denn jeder Mensch ist ein anderer Bewegungstyp. Vielleicht gehören Sie zu den Menschen, die nach einer Dreiviertelstunde Joggen richtig glücklich sind, aber dem Wandern nichts abgewinnen können? Experimentieren Sie doch ein wenig! Möglicherweise lernen Sie jetzt genau den Sport kennen, der zu Ihnen passt.

AUSDAUERSPORT

Die folgenden Ausdauersportarten eignen sich hervorragend als Begleitprogramm zu Basenfasten:

- **Nordic Walking,** eine Weiterentwicklung des Walking, ist ein besonders effektives Training in der freien Natur, weil durch den Einsatz von Stöcken nicht nur die Beinmuskulatur, sondern auch die Arm-, Brust- und Schultermuskulatur beansprucht werden. Es ist somit ein Ganzkörpertraining, das im Allgemeinen auch noch superleicht zu erlernen ist.
- **Nordic Skiing** bietet sich im Winter als Variante zu Skilanglauf an. Der kleine Unterschied: Nordic-Fitness-Ski sind kürzer, breiter und leichter und somit einfacher zu laufen. Sie können sie nicht nur auf gespurten Loipen, sondern auch auf unpräpariertem Boden einsetzen.
- **Jogging** ist unter den Ausdauersportarten noch immer der Klassiker. Es erfordert allerdings ein wenig Übung und sollte – auch nach der Basenfastenzeit – beibehalten und regelmäßig durchgeführt werden.
- **Schwimmen** regt den Kreislauf an und ist eine ideale Sportart für die ganze Familie.
- **Walking** – gemeint ist sportliches Gehen – regt Herz und Kreislauf an und wirkt dabei gelenkschonend. Es ist eine gute

TIPP

NORDIC-FITNESS

- Je mehr Muskelpartien Sie beim Training beanspruchen, desto größer ist Ihr Erfolg beim Abnehmen. Als optimales Begleitprogramm zu Basenfasten empfiehlt sich daher Nordic Fitness – also alle Trainingsformen mit Einsatz von Stöcken. Dabei haben Sie nicht nur die Wahl zwischen Nordic Walking und Nordic Skiing, wie beschrieben.
- Auch Nordic Blading – das Skaten mit Nordic-Fitness-Stöcken – lohnt einen Versuch. Eine ideale Sportart im Sommer, die obendrein großen Spaß macht!
- Und wie wäre es im Winter mit Snowshoeing? Das ist Nordic Walking mit Schneeschuhen und Nordic-Fitness-Stöcken. Probieren Sie diesen neuen Wintersport aus!

Einstiegsmethode für alle, denen das Joggen noch zu schwer fällt.

- **Wandern** über mehrere Stunden in weitgehend unberührter Natur ist nicht nur ein gesundes Herz-Kreislauf-Training, sondern auch eine Wohltat für die Seele.

YOGA UND PILATES

Einige der genannten Sportarten, insbesondere die Nordic, sind so ausgerichtet, dass fast alle Muskelgruppen in Bewegung kommen – mit Ausnahme der tiefer liegenden Muskulatur. An die ist mit »normalen« Sportarten, selbst mit Krafttraining, nicht heranzukommen. Doch auch dafür gibt es geeignete Methoden:

- **Yoga** ist ein uralter östlicher Weg, um durch körperliche Übungen und eine Lebensweise, zu der auch bewusste Ernährung zählt, Körper, Seele und Geist wieder in Balance zu bringen. Seit Mitte des vorigen Jahrhunderts hat die aus Indien stammende Entspannungsmethode auch in die westliche Welt Einzug gehalten. Um die positiven Wirkungen von Yoga zu erfahren, müssen Sie nicht Ihre gesamte Lebensweise ändern. Es genügt schon das tägliche Praktizieren von einigen einfachen Yoga-Übungen, die Asanas genannt werden (Buchempfehlung ▶ siehe Seite 122).

- **Pilates** ist ein Körpertrainingssystem, bei dem alle Muskeln sanft gedehnt werden. Das bringt den Körper in Balance, entspannt ihn, hält ihn beweglich und die

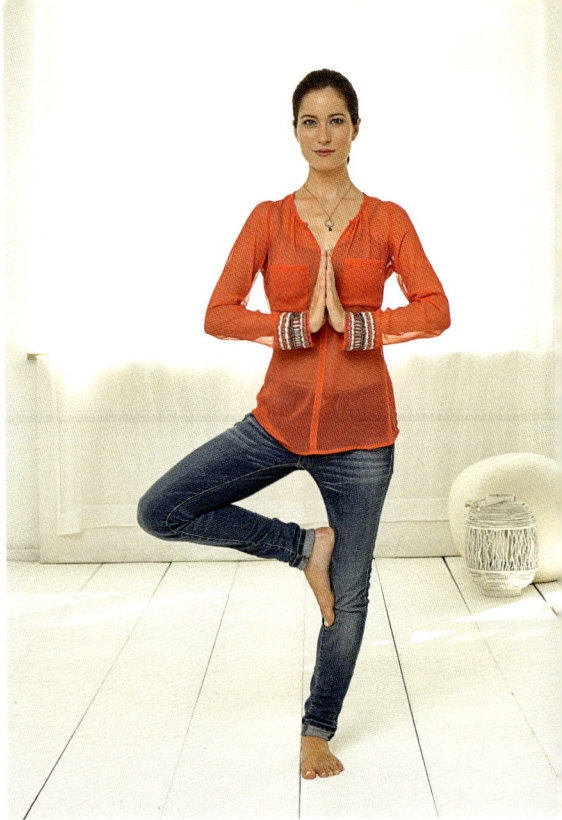

Yoga fördert die innere Balance und trägt – wie bewusste Ernährung – zur Gesundheit bei.

Muskeln im Gleichgewicht. Dadurch verbessert der Körper seine Kondition und verfügt über mehr Kraft und Belastbarkeit im Alltag. Manche Übungen sehen auf den ersten Blick wie Yoga-Übungen aus. Doch im Gegensatz zu der jahrtausendealten Lehre wurde dieses spezielle Übungsprogramm erst Anfang des 20. Jahrhunderts von Joseph Hubertus Pilates (1883–1967) entwickelt und hat sich schnell etabliert (Buchempfehlung ▶ siehe Seite 122).

Wenn Sie eine Ausdauersportart wie Nordic Walking oder Nordic Skiing mit Yoga oder Pilates verbinden, haben Sie ein optimales Trainingsprogramm für alle Muskeln. Viele Profisportler profitieren übrigens von diesen ausgleichenden Übungen und beugen damit gleichzeitig Verletzungsgefahren vor. Yoga beruhigt außerdem den Geist und macht Sie zufriedener und glücklicher.

Wellness für Körper und Seele

Wenn Sie es einrichten können, sollten Sie Ihre Basenfastenzeit ruhig angehen lassen und sich genügend Erholungsinseln schaffen. Das Angebot ist inzwischen geradezu überwältigend. Vielleicht möchten Sie sich eine wohltuende Aromaölmassage gönnen

TIPP

IM FITNESSSTUDIO TRAINIEREN

Auch das Training im Fitnessstudio mit einer 20- bis 30-minütigen Aufwärmphase auf dem Band oder am Crosstrainer ist ein geeignetes Basenfasten-Begleitprogramm. Sie sollten es mindestens dreimal pro Woche durchführen und an den übrigen Fastentagen ausgedehnte Spaziergänge am besten in freier Natur machen.

oder sich mit einer ayurvedischen Synchronölmassage verwöhnen lassen? Auch die aus Hawaii stammende Lomi Lomi Nui ist eine wunderbare Wellnessbehandlung, die inzwischen immer mehr bei uns angeboten wird. Denken Sie in all diesen Fällen daran, rechtzeitig einen Termin zu buchen. Eine weitere schöne Möglichkeit: Buchen Sie einen Wellnesstag im römisch-irischen Dampfbad oder im Hamam – dem türkischen Dampfbad, in dem eine Massage gleich mit inbegriffen ist. Häufig können Sie aus verschiedenen Angeboten auswählen. Informieren Sie sich, welche Möglichkeiten es in Ihrer Nähe gibt.

Entsäuern in der Badewanne

Auch wenn Sie nur wenig Zeit zur Verfügung haben, weil Sie Basenfasten neben Ihrem Job machen, brauchen Sie auf Wellness nicht zu verzichten. Auch mit ein bis zwei Basenbädern können Sie herrlich entspannen – sie sind obendrein eine gute Unterstützung zur Entsäuerung. Kaufen Sie dazu Basenpulver nach Dr. Bullrich; Sie bekommen es in vielen Drogeriemärkten und in jeder Apotheke. Und so wenden Sie es an:

- Lassen Sie 38 °C warmes Wasser in die Badewanne einlaufen und geben Sie 170 bis 200 Gramm Basenpulver hinein.
- Bleiben Sie mindestens 20 Minuten in der Badewanne liegen. So können durch den Badezusatz überschüssige Säuren über die Haut ausgeschieden werden.

CHILL OUT

Ein Chill-out-Tag unterstützt die Entsäuerung bei Basenfasten optimal. Beginnen Sie den Tag damit, dass Sie erst einmal ausschlafen. Machen Sie bei schönem Wetter einen ausgedehnten Spaziergang im Park oder im Wald. Bei schlechtem Wetter ist ein Wellnesstag mit Sauna und Massage angesagt. Dann noch mit einem interessanten Buch sich auf der gemütlichen Couch niederlassen – so runden Sie den stressfreien Tag ab.

Den Effekt merken Sie sofort: Ihre Haut fühlt sich samtweich an, und Sie fühlen sich insgesamt viel wohler. Am besten nehmen Sie Ihr Basenbad abends und gehen danach gleich ins Bett – möglichst noch vor 23 Uhr.

Stress abbauen und Ballast abwerfen

Zu einem sinnvollen Begleitprogramm gehört auch der Abbau von Stress. Stress entsteht durch hektische Lebensweise, aber auch durch seelischen Ballast, der sich ansammelt und ein ungutes Gefühl zurück lässt, wenn wir uns nicht ständig bemühen, ihn wieder loszuwerden.

Was ist seelischer Ballast? Das sind belastende Informationen, die im Laufe eines Tages auf uns einströmen und uns noch am Ende des Tages beschäftigen. Nicht alle diese Informationen belasten uns unmittelbar. Viele nehmen wir unbewusst auf und merken erst Stunden später, wie sehr wir dem Gesagten nachhängen. Zwei Beispiele:

- Eine Kollegin erzählt Ihnen ständig von ihren Familienproblemen – das hält Sie von Ihrer Arbeit ab und nervt Sie.
- Ihr Chef lässt im Gespräch eine Bemerkung über Sie fallen – die, wie Ihnen erst später klar wird, eine Frechheit war.

Wie verhalten Sie sich gewöhnlich in solchen Situationen? Gehen Sie einfach über die Sache hinweg? Das sollten Sie nicht! Versuchen Sie lieber, den Ärger loszuwerden, indem Sie die entsprechenden Personen direkt ansprechen.

AUF WARNSIGNALE ACHTEN

Überbelastung und Dauerstress können sich durch verschiedene Warnsignale des Körpers bemerkbar machen. Dazu gehören Reizbarkeit und Magenprobleme ebenso wie Verspannungen, Schlafstörungen und nächtliches Zähneknirschen. Nehmen Sie solche Anzeichen ernst!

- Sagen Sie Ihrer Kollegin freundlich, aber bestimmt, dass Sie im Moment Ihren Kopf nicht frei haben und sich auf Ihre Arbeit konzentrieren müssen. Bieten Sie Ihr ein Gespräch nach Feierabend an – sofern Sie das selber wollen.
- Sprechen Sie Ihren Chef in einem ruhigen Moment auf seine Bemerkung an und bitten Sie ihn um eine Erklärung.

Sie sollten wissen: Wenn Sie Ärger immer nur hinunterschlucken, werden Sie ihn nicht los. Alle negativen Gefühle machen genauso sauer wie Säurebildner im Essen. Denn sie erzeugen Stress – und Stress erzeugt Säuren im Stoffwechsel. Wenn Ihre Gedanken daher von morgens bis abends um Sorgen kreisen, dann wird es Zeit, den Schalter umzulegen. Denken Sie einmal ganz bewusst an Dinge, die Ihnen persönlich Freude bereiten: vielleicht an einen duftenden Blumenstrauß oder an ein gutes Gespräch mit einem lieben Menschen, an einen schönen Abend im Konzert oder an einen erholsamen Tag am Strand. Sie werden feststellen, wie schnell Ihr Gesichtsausdruck sich dabei aufhellt und Sie sich entspannen und besser loslassen können.

Entrümpeln befreit

Viel leichter als Konflikte zu lösen ist es, Möbelstücke, Bücher, Klamotten und anderen Ballast loszuwerden. Auch das wirkt befreiend. Materielle Dinge loszulassen steht symbolisch für seelischen Ballast, den man los-

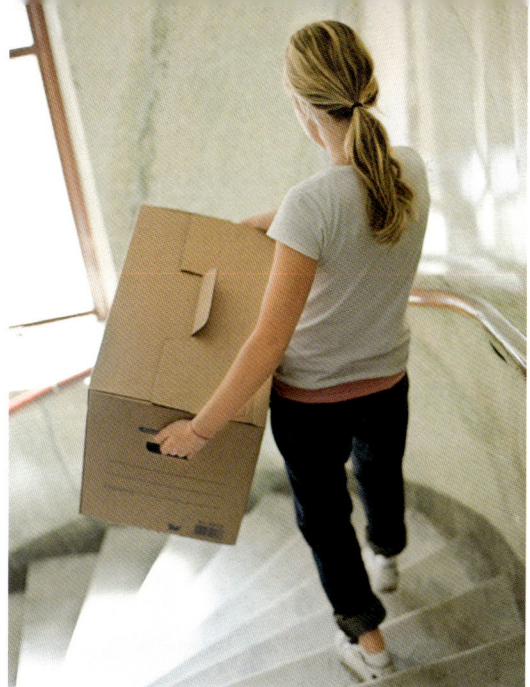

Schaffen Sie Platz in Ihrer Wohnung. Entrümpeln Sie, damit auch Ihre Seele aufatmen kann.

lassen kann und soll. Sie glauben, Sie können das nicht? Sie gehören zu den Menschen, die es einfach nicht schaffen, etwas wegzuwerfen, weil es vielleicht eines Tages jemand brauchen könnte? Dann sollten Sie sich schnellstens das Buch »Feng Shui gegen das Gerümpel des Alltags« ▸ siehe Seite 122 zulegen. Das ist eines der schönsten Entrümpelungsbücher, die es auf dem Markt gibt. Jede Wette, dass Sie bereits nach den ersten Seiten Ihre Schränke ausräumen! Überhaupt ist keine Zeit besser geeignet, ein solches Buch zu lesen, als die Basenfastenzeit. Nicht nur, dass das entspannte Schmökern guttut, es wirkt auch höchst motivierend.

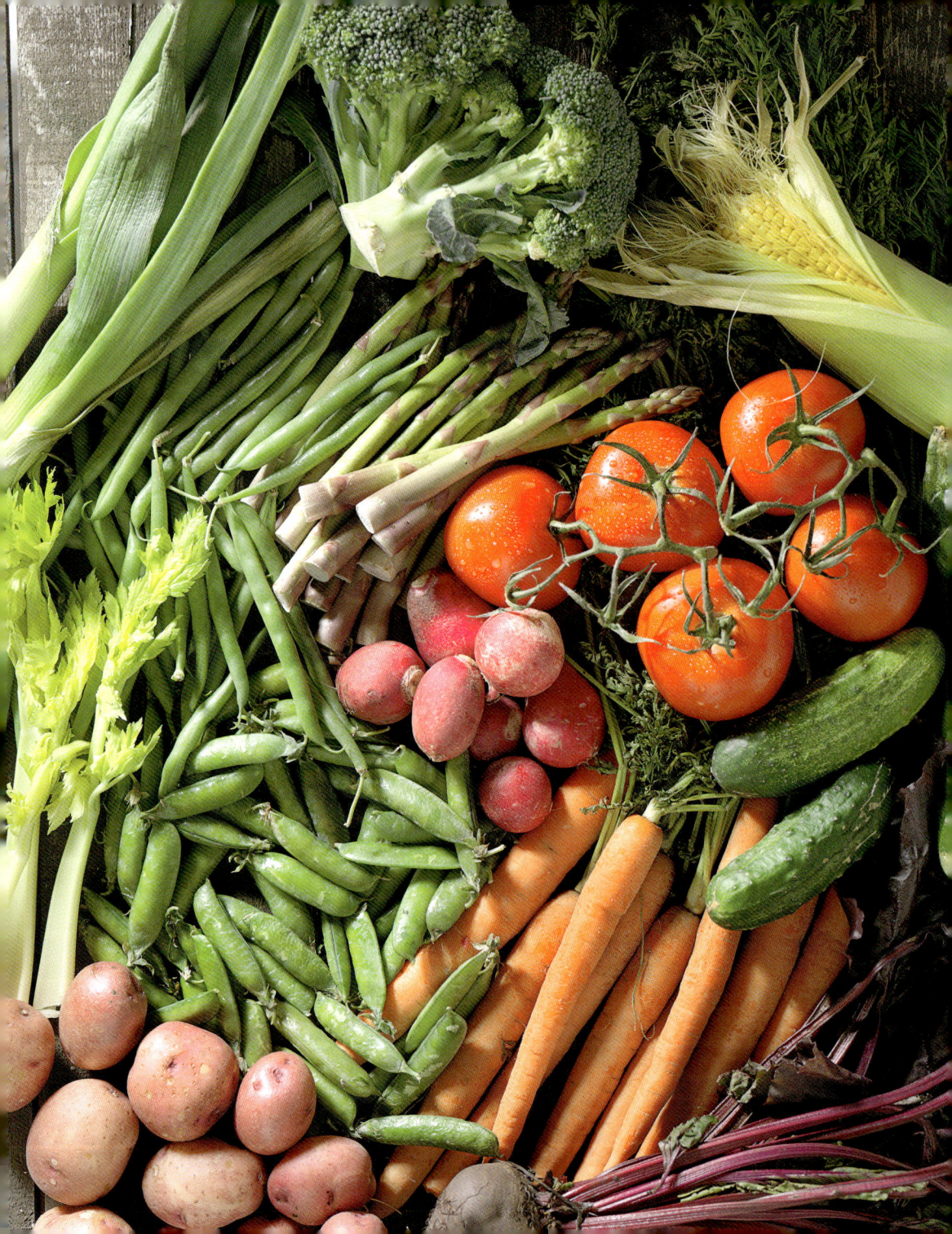

BASENFASTEN FÜR JEDE JAHRESZEIT

TUN SIE IHRER GESUNDHEIT UND IHRER FIGUR ETWAS GUTES UND ESSEN SIE AUSSCHLIESSLICH SAISONALES OBST UND GEMÜSE. HIER FINDEN SIE REZEPTIDEEN FÜR JEDE SAISON.

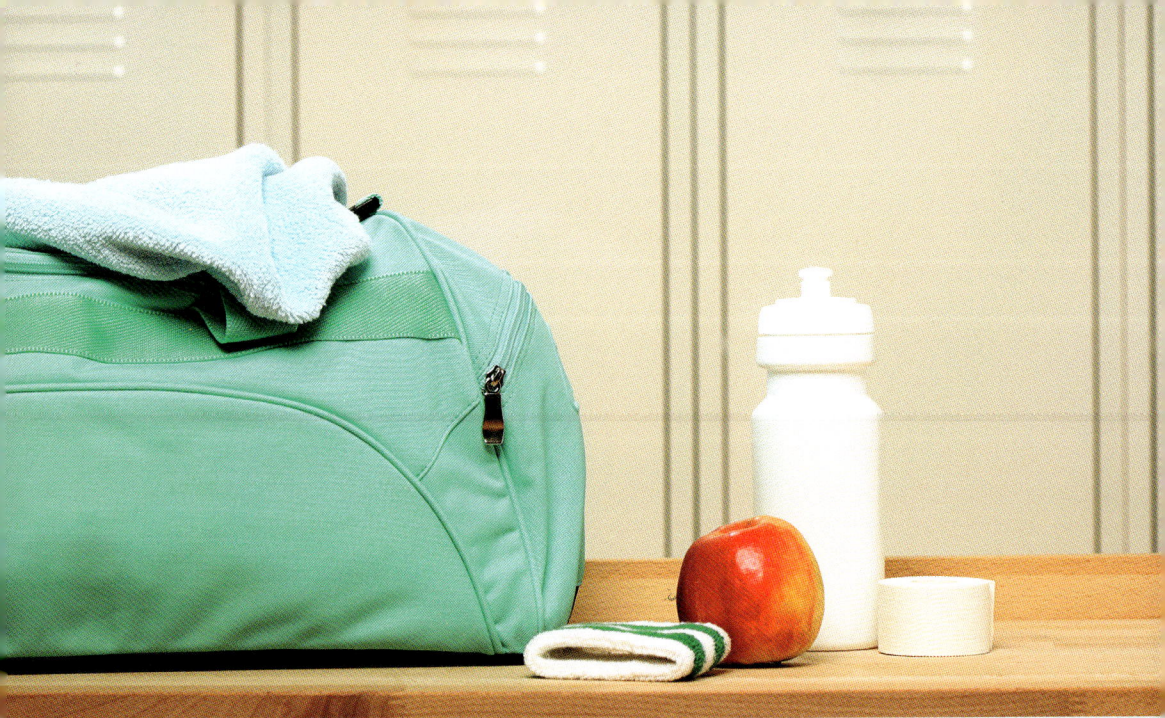

SCHLANK UND FIT DURCHS JAHR

Frühling, Sommer, Herbst und Winter: Es liegt allein an Ihnen, wann Sie mit Basenfasten beginnen möchten. Denn im Gegensatz zur traditionellen Fastenzeit, die zwischen Aschermittwoch und Ostern liegt, ist Basenfasten von keiner Jahreszeit abhängig. Und doch ist für meisten Menschen nicht jeder Zeitpunkt gleich günstig. Ein paar Informationen können Ihnen helfen, die für Sie beste Basenfastenzeit herauszufinden.

Motivation ist alles

Gehören Sie zu den willensstarken Menschen, die einen Fastenvorsatz auf Anhieb durchziehen können? Oder schieben Sie, wie die Meisten, einen solchen Vorsatz monatelang, vielleicht sogar jahrelang vor sich her und kämpfen dabei immer wieder mit Ihrem schlechten Gewissen? Falls Sie zu diesen etwas willensschwächeren Menschen gehören, wird Ihnen Basenfasten sehr entgegenkommen, denn dabei dürfen Sie essen und werden satt. Dennoch ist ein gewisses Maß an Motivation nötig. Solange Sie sich sagen: »Ich sollte mich endlich mal zu einer Woche Basenfasten durchringen«, ist Ihre Motivation zu schwach. Die Wahrscheinlichkeit, dass Sie vorzeitig aufgeben, ist zu hoch. Es kommt also nicht in erster Linie auf die Jahreszeit an, sondern auf den Zeitpunkt, an dem Ihre Motivation für Basenfasten groß genug ist. Um Ihnen den Fasteneinstieg zu erleichtern und Ihnen eine Orientierung zu geben, erfahren Sie in diesem Kapitel, welche pflanzlichen Nahrungsmittel zu welcher Zeit Saison haben und welche Bedürfnisse der Stoffwechsel jahreszeiten- und witterungsbedingt hat. Sie finden für jede Jahreszeit Rezepte (jeweils für 2 Portionen), die sich sehr gut für Basenfasten eignen. Wenn Sie gerne kochen oder frische Salate anrichten, wird es Ihnen leichtfallen, Ihre Phantasie walten zu lassen und auch eigene basische Rezepte zu kreieren. Trauen Sie sich, es ist gar nicht so schwer!

Basenbildner, die (fast) immer Saison haben

Sie sollten daneben wissen, dass viele regionale pflanzliche Nahrungsmittel das ganze Jahr über erhältlich sind. Gemeint sind hier jedoch nicht Erdbeeren, die zwar im Winter erhältlich sind, aber nicht bei uns angebaut

wurden. Erdbeeren – ein gutes Beispiel – verlangen ein bestimmtes Klima, das wir hierzulande im Winter und im frühen Frühjahr nicht zu bieten haben. Sie sind zum schnellen Verzehr gedacht, weshalb sie in den südlichen Ländern, aus denen sie kommen, unreif geerntet werden. Auf dem Weg in unsere Küche haben sie keine Chance, nachträglich noch die Menge an Sonne zu bekommen, die ihre Vitamine reifen lässt und ihnen Geschmack verleiht. Andere Obst- und Gemüsesorten dagegen sind lagerfähig – allen voran Kartoffeln und viele Apfelsorten, Karotten, Pastinaken, Rotkohl, Wurzelpetersilie, Wirsing, Weißkohl und Zwiebeln. Viele Biogärtner bieten saisonale Gemüsekisten an.

TIPP

GEMEINSAM IST ES LEICHTER

Wenn Sie sich mit anderen Menschen zusammen besser motivieren können, suchen Sie sich einen Kollegen oder eine Kollegin, um sich gegenseitig zu unterstützen. Besonders angenehm ist es, mit dem Partner die Basenfastentage zu erleben und die neu gemachten Erfahrungen auszutauschen. Auch eine Basenfastengruppe kann hilfreich sein. Näheres unter www.basenfasten.de ▶ siehe Seite 123.

- Kartoffeln, Karotten und Zwiebeln sind für Basenfasten zu jeder Jahreszeit verfügbar, weil sie sehr lange lagerfähig sind. Sie versorgen uns vor allem dann mit Vitaminen und Mineralstoffen, wenn uns in der kalten Jahreszeit keine neuen, frischen Nährstoffe zur Verfügung stehen.
- Auch Äpfel gibt es fast das ganze Jahr hindurch, da die meisten Sorten lagerfähig sind. Nur im Juni und Juli gibt es einen Engpass, wobei die frühen Apfelsorten je nach Witterung in unseren Breiten bereits ab Ende Juli reif sind.
- Frühlingszwiebeln werden ihrem Namen nicht gerecht, denn es gibt sie fast das ganze Jahr – nur nicht im Vorfrühling.

- Lauch gehört zu den Gemüsesorten, die ebenfalls nur eine zweimonatige Pause im Hochsommer haben.
- Kohlsorten wie Rotkohl, Weißkohl und Wirsing werden vor allem als sogenannte Wintergemüse sehr geschätzt. Sie werden im Herbst geerntet und sind den ganzen Winter über lagerfähig.
- Auch die folgenden Basenbildner gibt es das ganze Jahr über: Austernpilze, Betakarotten, Champignons, weißer Chicoree, Chinakohl, Egerlinge, Knollensellerie, Rettich, Rote Bete, Rotkohl, Salate aus Kulturen wie Melde und Portulak, Schalotten, Seitlinge, Shiitake-Pilze, Sprossen, Süßkartoffeln, Weißkohl, Wirsing, Aprikosenkerne, Kürbiskerne, Leinsamen, Sesam, Sonnenblumenkerne und Trockenfrüchte.

INFO

UND WAS IST MIT TIEFKÜHLKOST?

Tiefkühlkost wird allgemein sehr gelobt. Untersuchungen zufolge bleiben bei tiefgekühltem Obst und Gemüse auch alle Vitalstoffe erhalten. Dennoch: Entscheidend für Basenfasten ist vor allem der Geschmack. Ich empfehle daher, während der Basenfastenzeit Tiefkühlkost nur in Ausnahmefällen zu verwenden – nämlich dann, wenn es mal ganz schnell gehen muss. Ansonsten sind Sie mit frischer Ware wesentlich besser bedient.

Geeignete Importwaren

Neben den einheimischen Obst- und Gemüsesorten gibt es auch Importwaren, die bei Basenfasten durchaus ihre Berechtigung haben. Dazu zählen Aprikosenkerne, Ananas, Bambus, Bananen, Grapefruits, Kiwis, Kumquats, Limetten, Mandeln, Mangos, Maracujas, eingelegte Oliven, Orangen, Papayas, Süßkartoffeln und weitere Zitrusfrüchte wie Pampelmusen und Pamelos.

OLIVEN – NUR UNGEFÄRBT

Oliven werden im Oktober und November geerntet – von grün und unreif bis violett und reif. Essbar sind sie weder reif noch un-

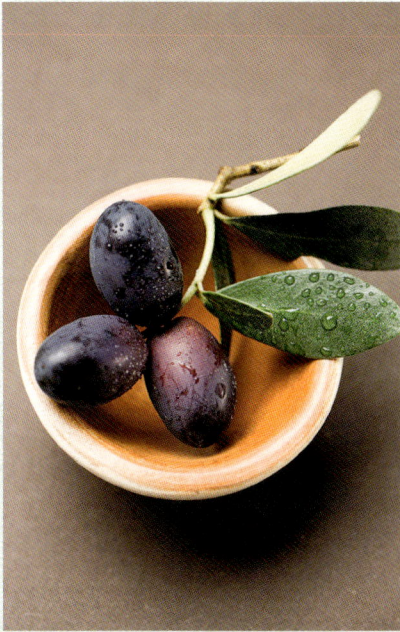

VON GRÜN BIS SCHWARZ

Grüne Oliven werden unreif geerntet und dann zu Öl gepresst oder in Salzlake eingelegt, wodurch sie ihre Bitterstoffe verlieren. Reif sind nur die schwarzen Oliven, die genau genommen eine violette Farbe haben (tiefschwarze sind gefärbt!). Sowohl grüne als auch schwarze Oliven sind Basen bildend, die schwarzen allerdings mehr als die unreifen grünen.

reif. Sie werden eingelegt in Salzlake oder in mit Kräutern angereichertem Olivenöl. In diesem Zustand sind sie das ganze Jahr über erhältlich und ein gesunder Basenbildner. Es gibt übrigens sehr viele verschiedene Olivensorten. Gehen Sie auch hier auf Entdeckungsreise. Achten Sie aber darauf, dass Sie keine schwarz gefärbten Oliven erwerben. Sie sind mit Eisenglukonat gefärbt – in größeren Mengen verträgt das Ihr Darm nicht. Auch der köstliche Eigengeschmack der Olive geht dadurch verloren.

WISSENSWERTES ZU ZITRUSFRÜCHTEN

Zitrusfrüchte sind deshalb das ganze Jahr verfügbar, weil sie in der Lage sind, gleichzeitig Früchte und Blüten an einer Pflanze zu tragen. Sie kommen aus verschiedenen südlichen Ländern, meist aus Italien, Spanien und Griechenland. Die bei uns übliche Saison für Zitrusfrüchte beginnt im November und endet im April oder Mai – zu dem Zeitpunkt, wenn bei uns die ersten einheimischen Früchte reif werden. Wir verzehren somit meist die sogenannten Winterorangen oder Wintergrapefruits, die eine dickere Schale haben und saftig sind. Die Sommerzitrusfrüchte enthalten in der Regel weniger Saft und sind sehr faserig.

Oft werde ich gefragt, ob denn Zitrusfrüchte überhaupt basisch verstoffwechselt werden können, da sie doch so sauer schmecken. Die Frage ist nicht ganz unberechtigt, denn ursprünglich ging man davon aus, dass sauer ist, was sauer schmeckt. Zitrusfrüchte enthalten tatsächlich Fruchtsäuren. Die Orange beispielsweise enthält Zitronen-, Wein- und Apfelsäure. Zitronen- und Apfelsäure sind allerdings normale Zwischenprodukte des sogenannten Zitronensäurezyklus, der dem Menschen zur Energiegewinnung dient. Die geringen Mengen an Fruchtsäuren in diesem Zyklus können verarbeitet werden, ohne den Körper zu übersäuern. Zitrusfrüchte sind sogar schwache Basenbildner, was auf ihren hohen Gehalt an Mineralstoffen, insbesondere an Kalium, zurückzuführen ist. Sie können daher während Ihrer Basenfastenwoche ohne weiteres

WICHTIG

VORSICHT MIT ZITRUSFRÜCHTEN
Für Allergiker kann der Verzehr von Zitrusfrüchten problematisch sein; viele reagieren darauf mit Hautausschlägen oder Darmbeschwerden, manchmal auch mit stark erhöhtem Puls. Dabei handelt es sich nicht immer um eine direkte allergische Reaktion. Die Beschwerden können ganz allgemein damit zusammenhängen, dass der Stoffwechsel bei Allergikern nicht reibungslos funktioniert, weil er durch eine ständige Histaminschwemme überreizt ist.

Zitrusfrüchte verzehren – allerdings nicht zu viele und am besten nur am Vormittag. Ein populäres italienisches Sprichwort sagt: »Orangen sind am Morgen Gold, am Mittag Silber, am Abend Blei.«

Doch nicht nur für Zitrusfrüchte, sondern generell für Obst empfiehlt es sich, die tägliche Portion vormittags zu essen, da es zu dieser Tageszeit besser verdaut werden kann als am Nachmittag. Wer häufig friert und kalte Hände und Füße hat, sollte Zitrusfrüchte allerdings nur mit Vorsicht genießen. Denn alle Zitrusfrüchte, aber auch Tomaten ▸ siehe Seite 37, haben eine kühlende Wirkung auf den Organismus. Sie bringen den Wärmehaushalt noch mehr durcheinander, was die Allergiebereitschaft und die Infektanfälligkeit erhöhen und rheumatische Erkrankungen verstärken kann.

IMPORTWAREN IN MAßEN

Um während der Basenfastenwoche optimal zu entsäuern, ist es erfahrungsgemäß von Vorteil, wenn Sie überwiegend Obst und Gemüse aus regionalem Anbau verwenden – reifes Obst und Gemüse! Verwenden Sie daher Importware sparsam und versuchen Sie, sich während der Basenfastenwoche überwiegend mit regionalen Nahrungsmitteln zu versorgen. Wenn Sie Importwaren verwenden, dann bitte nur solche, die Sie wirklich reif bekommen können und die ganzjährig Saison haben, wie die oben genannten. Bitte kaufen Sie keine grünen Ba-

TIPP

TESTEN SIE OBST UND GEMÜSE

Auf dem Wochenmarkt können Sie leicht in Erfahrung bringen, welche Früchte per Flugzeug importiert wurden. Marktverkäufer weisen oft von sich aus darauf hin, um den höheren Preis der Flugware zu begründen. Oft ist auch ein entsprechender Hinweis auf dem Preisschild vermerkt.

Bitte beachten Sie, dass Feigen, Erdbeeren und Tomaten Saisonlebensmittel sind, die Sie nicht als Importware verwenden sollten. Also Hände weg von harten Feigen, grünen Erdbeeren und grünen Tomaten. Im Sommer sind sie reif und basisch auf allen Wochenmärkten zu finden.

Im Einklang mit den Jahreszeiten

Die saisonalen Tipps dieses Buches sollen Sie dabei unterstützen, die Entsäuerungswoche noch effektiver zu gestalten. Darüber hinaus ist es sehr sinnvoll, seine Ernährungs- und Lebensweise den Jahreszeiten anzupassen, da Ihr Stoffwechsel zu jeder Jahreszeit andere Bedürfnisse hat. Es ist eine der preisgünstigsten und wirksamsten Methoden, um schlank, vital und gesund zu bleiben und Ihr Wohlbefinden zu steigern.

nanen oder unreife Ananas. Grüne Bananen reifen zwar nach, schmecken aber holzig. Ananas reift gar nicht nach – sie wird im unreifen Zustand sauer verstoffwechselt und schmeckt kein bisschen. Wenn Sie darauf achten, Flugware zu bekommen, dann können Sie sich darauf verlassen, dass diese Früchte reifer und basischer sind, da sie bereits reif geerntet werden. Flugware heißt: Die Ware wird per Flugzeug und nicht per Schiff importiert. Dafür müssen Sie etwas tiefer in den Geldbeutel greifen.

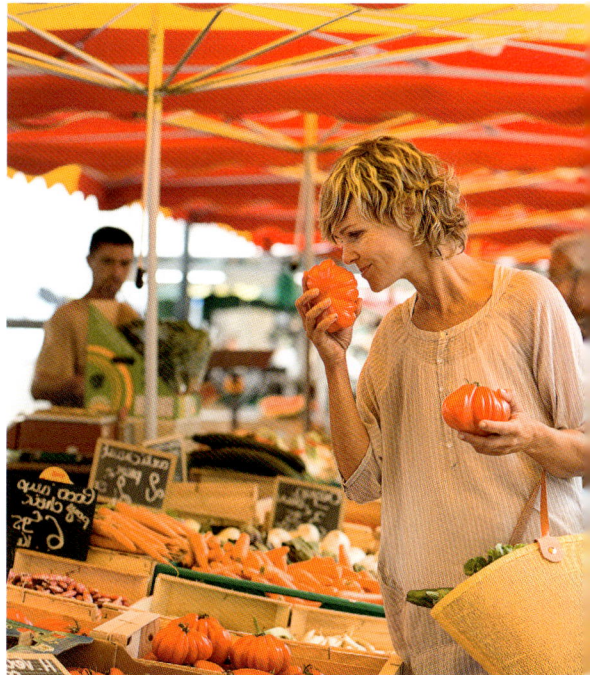

Machen Sie den Test: Reifes Obst und Gemüse duftet verlockend und sieht appetitlich aus.

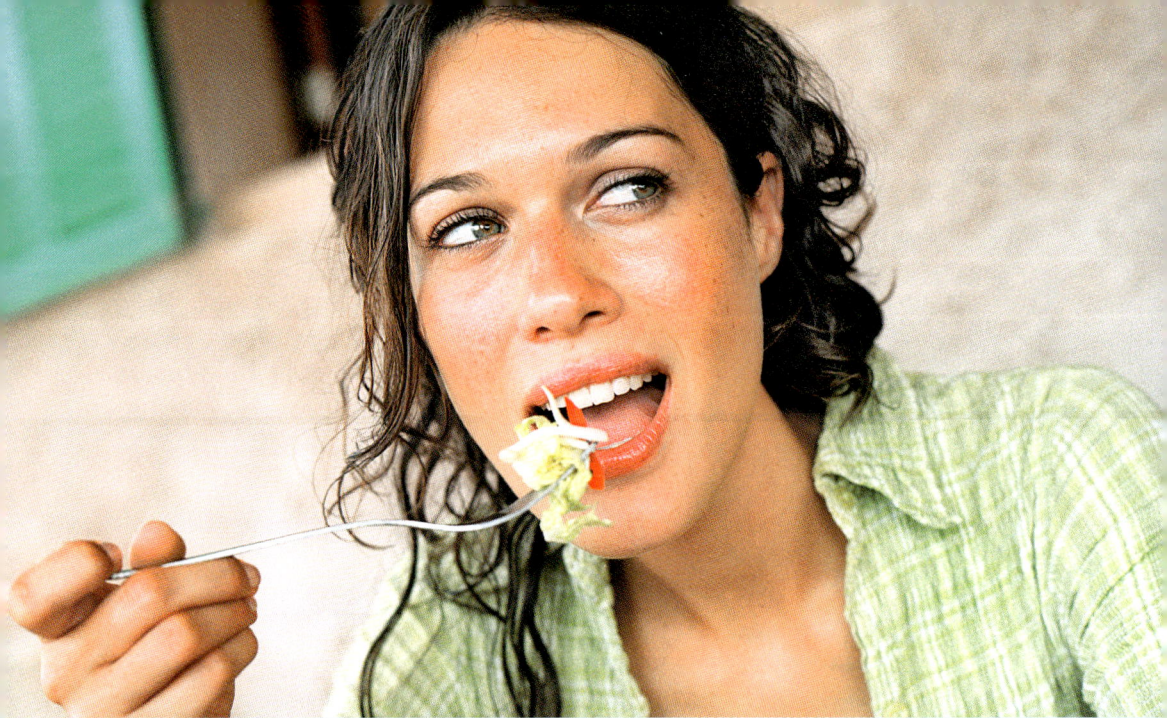

GESTALTEN SIE IHRE BASENFASTENTAGE

Nun kann es mit dem Basenfasten losgehen! Das folgende Programm zeigt Ihnen, wie ein Fastentag aufgebaut ist. Achten Sie darauf, täglich drei Mahlzeiten zu sich zu nehmen – wenn möglich, immer zur selben Zeit. Zwei Zwischenmahlzeiten sind erlaubt, jedoch nicht immer nötig. Auf den folgenden Seiten finden Sie zunächst eine Auswahl an Grundrezepten. Weitere Rezepte – jeweils passend zur Jahreszeit – finden Sie ab Seite 74.

Frühstück

Es sollte vorwiegend aus Obst bestehen. Je nach Hunger nehmen Sie etwa einen Apfel oder eine Banane zu sich, dazu frisch gepressten Saft aus bis zu drei Obst- und Gemüsesorten oder ein basisches Müsli. Sie können dafür das Obst beliebig variieren und gehackte Walnüsse, Sonnenblumenkerne, Mandelblättchen, Linsensprossen oder Blütenpollen dazugeben.

BASISREZEPT FÜR MÜSLI

2 Obstsorten je nach Saison (im Frühsommer beispielsweise 500 g reife Erdbeeren und 1 Banane) | ½ Zitrone oder Orange | 2 EL Erdmandelflocken

1 Das Obst waschen, soweit nötig schälen oder entkernen und in kleine Stückchen schneiden. Die Zitrone oder Orange auspressen und den Saft über das geschnittene Obst träufeln.
2 Die Erdmandelflocken darübergeben – fertig ist das Müsli für einen guten Tagesstart.

Erste Zwischenmahlzeit

Sollten Sie Hunger verspüren, trinken Sie erst einmal etwas Tee oder Wasser. Meist beruhigt sich der Magen dann schon. Falls nicht, eignen sich als Zwischenmahlzeit Trockenfrüchte, Mandeln oder Oliven. Achten Sie darauf, dass Sie ungeschwefelte Trockenfrüchte kaufen, denn nur sie sind Basen bildend. Auch ein, zwei Apfelschnitze sind eine geeignete Zwischenmahlzeit. Machen Sie die Kauprobe: Wie lange können Sie ein Apfelstück kauen – 30-, 40- oder gar 50-mal? Langes Kauen macht satt!

Mittagessen

Für den Stoffwechsel, der tageszeitlichen Rhythmen unterliegt, ist es am besten, wenn die Hauptmahlzeit des Tages am Mittag ist. Sofern Ihnen mittags genügend Zeit zur Verfügung steht, sollten Sie erst einen Salat und danach ein warmes Gemüsegericht zu sich nehmen. Sie können natürlich auch nur Rohkost essen, wenn Sie diese vertragen. Achten Sie in diesem Fall besonders darauf, dass Sie alles gut kauen – sonst machen Ihnen danach Blähungen zu schaffen.

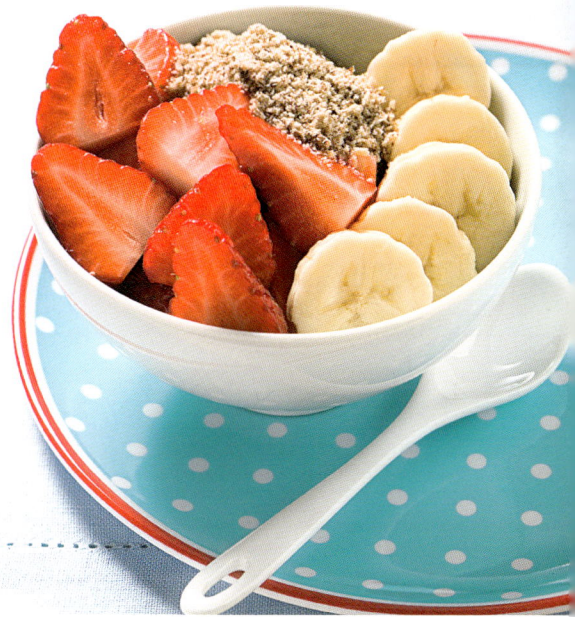

BASISCHE SALAT-VINAIGRETTE

½ Zitrone | 3 EL Öl (beispielsweise Olivenöl) | etwas Kräutersalz | etwas bunter Pfeffer aus der Mühle | 1 Bund frische Kräuter

1 Die Zitrone auspressen, den Saft in eine Schale geben und nach und nach unter ständigem Rühren das Öl dazugeben. Mit einem Milchaufschäumer wird die Salatsoße sämiger.
2 Die Kräuter waschen, abzupfen und klein hacken. Mit Salz und Pfeffer in die aufgeschlagene Öl-Zitronen-Mischung geben und unterrühren. Diese basische Vinaigrette schmeckt erfrischend und eignet sich für jeden Salat.

BASISREZEPT FÜR SAISON-GEMÜSE MIT KRÄUTERN

2–3 Gemüsesorten je nach Saison (beispielweise 2 Kartoffeln, 1 Fenchel und 2 Karotten) | 2 EL kalt gepresstes Öl | Gewürze wie Kräutersalz oder weißer Pfeffer aus der Mühle | frische Kräuter nach Belieben

1 Das Gemüse waschen und in die gewünschte Größe schneiden. In den Gemüsedämpfer geben und je nach Größe der Gemüsestückchen in 7 bis 10 Min. garen.

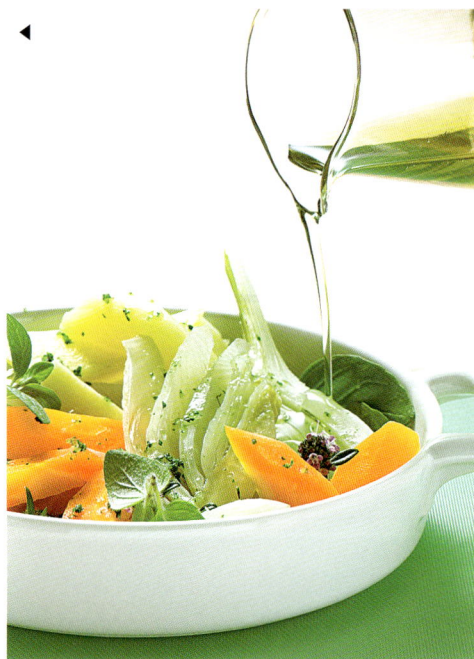

2 Das Gemüse in eine Schüssel geben und das Öl darüberträufeln.
3 Mit Salz und Pfeffer würzen. Die Kräuter waschen, klein hacken und über das Gemüse verteilen.

Zweite Zwischenmahlzeit

Greifen Sie nur dann zu einer Zwischenmahlzeit, wenn Sie sehr hungrig sind. Falls Sie gern Süßes essen, gönnen Sie sich am Nachmittag einige Trockenfrüchte, natürlich ungeschwefelt. Welche Vitalstoffe in welchem Trockenobst enthalten sind, können Sie auf Seite 27 noch einmal nachlesen. Wer es lieber herzhaft mag, greift am besten zu Oliven.

Abendessen

Am Abend sollte weder Rohkost noch Salat gegessen werden, sondern lediglich ein leichtes Gericht. Besonders geeignet ist eine klare Brühe mit Gemüseeinlage oder eine pürierte Gemüsesuppe. Auch einige Pellkartoffeln oder eine Kartoffelsuppe sind geeignet. Denken Sie daran, Ihr Abendessen bis 18 Uhr einzunehmen.

BASISREZEPT FÜR SAISONALE GEMÜSESUPPE

1–2 Gemüsesorten je nach Saison (zum Beispiel 2 Kartoffeln und 2 Stangen Lauch oder 1 Sellerieknolle) | 750 ml Wasser | 1 Gemüsebrühwürfel | etwas Petersilie oder Schnittlauch

1 Das Gemüse waschen, schälen und in Streifen oder Würfel schneiden.
2 Das Wasser erhitzen und den Gemüsebrühwürfel darin auflösen. Die Gemüsestreifen in die kochende Brühe geben, in 10 bis 12 Min. bissfest garen.
3 Petersilie oder Schnittlauch waschen, fein hacken und über die Suppe streuen.

Getränke

Trinken Sie im Laufe des Tages zwei bis drei Liter Quellwasser oder verdünnten Kräutertee. Stellen Sie sich Ihr Getränk an einen Platz, an dem Sie es immer griffbereit haben. Morgens bietet sich als erstes Getränk eine Tasse frisch abgekochtes Wasser auf nüchternen Magen an. Auch eine wärmende Tasse Ingwertee ist ein guter Start in den Tag. Er regt die Verdauung an und stärkt auch noch das Immunsystem.

TEE MIT FRISCHEM INGWER

4 cm frische Ingwerwurzel | 250 ml frisch gekochtes Wasser von guter Qualität

1 Das Wurzelstück schälen und mit einer Ingwerreibe reiben oder – falls keine Ingwerreibe vorhanden – mit einem Messer in dünne Scheiben schneiden.
2 Den Ingwer in eine Tasse geben, mit heißem Wasser übergießen und etwa 5 Min. ziehen lassen. Fertig ist ein guter basischer Tee.

TIPP

ERST EINMAL TRINKEN
Wenn Sie Hunger verspüren und an eine Zwischenmahlzeit denken, sollten Sie zunächst etwas Tee oder Wasser (nur vom Feinsten ▶ siehe Seite 35) trinken. Meist hilft das bereits.

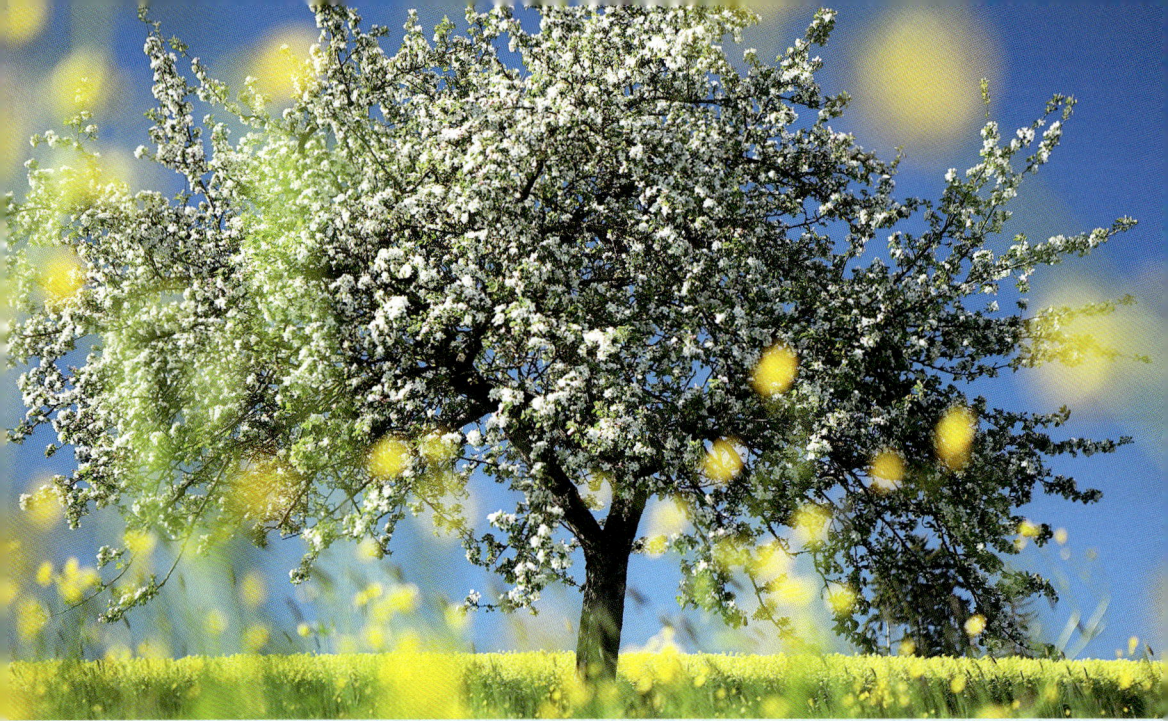

BASENFASTEN IM FRÜHLING

Im Frühjahr erwacht die Natur – und auch unser Stoffwechsel beginnt sich neu zu beleben. Frühjahrsputz steht an, nicht nur um uns herum, auch in uns. Das Bedürfnis, Ballast abzuwerfen, ist wohl in keiner Jahreszeit so stark wie jetzt. Vielleicht ist das einer der Gründe, warum die traditionelle Fastenzeit, eingebettet in religiöse Feste, im beginnenden Frühjahr liegt. Was während dieser Jahreszeit im Stoffwechsel geschieht, steht in engem Zusammenhang mit den Vorgängen in der Natur. »Im Frühling steigen die Säfte«, sagt man so schön. In der Natur lässt sich das wunderbar an den Frühjahrsblühern nachvollziehen, die nach und nach ihre Spitzen durch den noch harten Boden bohren und als Schneeglöckchen, Narzissen oder Tulpen ihre Farbenpracht entfalten. Nach der Blüte welken die Blätter, die Nährstoffe ziehen sich in die Zwiebel zurück und werden dort über Sommer, Herbst und Winter gespeichert, um zusammen mit Wasser im Frühling wieder nach oben zu steigen und die Blätter und Blüten auszubilden. Ähnlich reagiert auch der menschliche Organismus mit seinem Stoffwechsel auf die verschiedenen jahreszeitlichen Anforderungen. Die Stoffwechselarbeit des Frühjahrs wird im menschlichen Organismus von der Leber übernommen.

Die Leber wird aktiviert

In der westlichen Naturheilkunde, aber auch in der traditionellen chinesischen Medizin steht die Leber in engem Zusammenhang mit dem Wasserhaushalt. Störungen des Lebermeridians – im Sinne der chinesischen

Medizin – gehen daher oft mit Schwellungen, besonders um die Augen herum, einher. Nach dem langen »Winterschlaf« des Stoffwechsels findet in der Leber ähnlich wie in der Pflanzenwelt eine Aktivierung des Wasserhaushalts statt, um den Körper für die heiße Jahreszeit vorzubereiten. Daher ist der Frühling die Zeit, in der die Leber aktiviert wird und naturgemäß die meiste Arbeit zu leisten hat.

Die wichtigsten Leberfunktionen

- Die Leber reguliert den Eiweiß-, Fett- und Zuckerstoffwechsel und den Mineral-, Vitamin- und Hormonhaushalt.
- Sie ist auch ein wichtiger Umschlagplatz für Giftstoffe im Organismus. Die Leber entgiftet – nicht nur, wenn wir Alkohol getrunken haben, sondern auch, wenn wir mit chemischen Stoffen in Kontakt kommen, die über Haut, Nase oder Mund in unseren Körper gelangen und nicht ausgeschieden werden können. Zu diesen Stoffen gehören beispielsweise Farben und Lacke, Reinigungsmittel, Kunststoffe, Medikamente, Lebensmittelzusatzstoffe sowie Aromen und Duftstoffe.

Entgiftung, wie sie durch die Leber geschieht, ist ein Umbauprozess im Stoffwechsel – das heißt, für uns giftige Stoffe werden so umgebaut, dass ihre Endprodukte für unseren Organismus unschädlich sind. Diesen Vorgang nennt man Metabolisierung – ein Prozess, der im Frühling am stärksten

---

TIPP

FRÜHLINGS ERWACHEN

Auch der Körper erwacht aus dem Winterschlaf und braucht jetzt viel Sauerstoff und Bewegung. Walken, joggen, laufen oder wandern Sie – wenn möglich jeden Tag. Oder lassen Sie Ihre Muskeln bei der Gartenarbeit spielen. Das Schöne am Frühling: Mit den zunehmenden Sonnenstunden steigt auch die Laune, vor allem, wenn Sie die Sonne an sich heranlassen.

auftritt, aber auch immer dann, wenn wir über unsere Verhältnisse gelebt haben. Aufgrund dieser guten Entgiftungsfähigkeit hält die Leber eine Menge aus und ruft selbst dann, wenn sie geschädigt ist, keine Schmerzen hervor. Der »Schmerz« der Leber sind Juckreiz und Müdigkeit. Auch Schlafstörungen, oft in Verbindung mit Tagesschläfrigkeit, gehören dazu. Die oft beklagte Frühjahrsmüdigkeit ist von daher eine Erscheinung, die mit den Stoffwechselvorgängen der Leber zu tun hat. Spätestens, wenn Sie solche Symptome haben, die keine andere Ursache erkennen lassen, sollten Sie Ihrer Leber eine Woche Basenfasten gönnen.

Unterstützen Sie Ihre Leber

Wenn Sie im Frühling eine Basenfastenkur machen, ist es besonders wichtig, dass Sie Ihre Leber unterstützen, zum Beispiel mit einem Leberwickel. Er regt die Durchblutung an, beruhigt die Leber und fördert den gesunden Schlaf. Und so geht es:

• Tränken Sie ein Gästehandtuch mit heißem Wasser, wringen Sie es aus und legen Sie es auf den rechten Oberbauch (unter den rechten Rippenbogen).
• Legen Sie eine heiße Wärmflasche auf das nasse Handtuch und decken Sie das Ganze mit einem trockenen größeren Handtuch großflächig ab.

TIPP

ZUR UNTERSTÜTZUNG SCHÜSSLER-SALZE

Sehr wirkungsvoll können Sie Ihre Basenfastenkur mit Schüßler-Salzen oder mit Mariendisteltropfen unterstützen. Schüßler-Salze sind homöopathisch aufbereitete Mineralsalze, die den Mineralstoffhaushalt der Zellen verbessern und den Stoffwechsel anregen. Sie gehen zurück auf den Oldenburger Arzt Dr. Wilhelm Heinrich Schüßler (1821–1898). Schüßler-Salze erhalten Sie in jeder Apotheke. Um Ihre Leber im Frühling auf Vordermann zu bringen, eignet sich eine Kur mit dem Schüßler-Salz Nr. 6 Kalium sulfuricum D6 (Tabletten) und dem Schüßler-Salz Nr. 10 Natrium sulfuricum D6 (Tabletten). Lassen Sie mittags 3 Tabletten Nr. 6 und abends 3 Tabletten Nr. 10 langsam im Mund zergehen. Die Schüßler-Kur kann vier bis sechs Wochen dauern. Auch eine Kur mit Mariendisteltropfen kurbelt die Leber an. Nehmen Sie dazu dreimal täglich 20 Tropfen. Falls Sie ein Präparat aus biologischem Anbau verwenden, genügen dreimal täglich 5 Tropfen. Auch diese Kur kann vier bis sechs Wochen dauern.

- Ruhen Sie 30 bis 45 Minuten, damit der Leberwickel wirken kann.
- Wenn Sie den Wickel abgenommen haben, können Sie noch eine Stunde nachruhen oder am besten gleich schlafen gehen.

Lust auf Frischkost?

In den Monaten Februar und März sind die Böden noch hart, vielerorts liegt noch Schnee, die Natur stellt noch keine Nahrungsmittel zur Verfügung. Die Ernährung besteht im Wesentlichen aus Vorräten vom Herbst. Doch sobald es draußen etwas wärmer wird, entsteht das Bedürfnis nach belebender Frischkost. Wenn Sie daher bei Basenfasten im Frühling morgens gerne eine frische Ananas, Orangen oder Maracujas essen wollen, ist das durchaus in Ordnung, auch wenn diese Früchte nicht regional sind. Ist es dagegen draußen länger als üblich kalt und ungemütlich, sollten Sie die kühlenden Zitrusfrüchte nur sparsam verwenden, besonders dann, wenn Sie leicht frieren ▶ siehe Seite 37.

Keimlinge selbst ziehen

Ihr wachsendes Bedürfnis nach Frischkost, Vitaminen und Mineralstoffen können Sie auch wunderbar mit Keimlingen stillen, die Sie selbst ziehen. Sobald die Keimlinge das Stadium von Sprossen erreicht haben, können sie verzehrt werden. Anfänger sollten allerdings mit großen Samen wie Kicher-

INFO

DAS FINDEN SIE JETZT AUF DEM WOCHENMARKT

Ananas, Äpfel, Avocados, Bananen, Bleichsellerie, Brunnenkresse, Champignons, Chicorée, Chinakohl, Egerlinge, Eistropfensalat, Karotten, Kartoffeln, Kohlrabi, Meerrettich, Morcheln, Orchideensalat, Pflücksalat, Radieschen, Rettich, Rote Bete, Rucola, Seitlinge, Sellerie, Shiitake-Pilze, Spinat, Steckrüben, Weißkohl, Wirsing, Zitrusfrüchte, Zwiebeln. Ab Mitte/Ende April: Erdbeeren. Ab Mitte Mai: grüne Bohnen, Rhabarber, Stielmus.

erbsen, Kresse, Linsen, Sojabohnen oder Sonnenblumenkernen beginnen, denn sie keimen schneller und erfordern weniger Sorgfalt. Und so funktioniert die basische Zucht von Keimlingen:

- Sie benötigen dafür ein bis zwei Schraubgläser für Sprossenzucht – es gibt sie mit Plastik- und mit Metallverschluss. Der Deckel dieser Gläser besteht aus einem Sieb, damit Sie die Keimlinge bequem jeden Tag spülen können.
- Weichen Sie etwa zwei Esslöffel der gewählten Samenart in kaltem Wasser für einige Stunden ein.

- Gießen Sie das Wasser ab und spülen Sie die Samen zweimal.
- Drehen Sie nun das Glas auf den Kopf, stellen Sie es zum Abtropfen in eine dafür geeignete Vorrichtung (es geht auch das Abtropfgestell für Geschirr) und platzieren Sie es an einem hellen, nicht zu warmen Ort – am besten auf der Fensterbank, sofern darunter kein Heizkörper ist.
- Spülen Sie die entstehenden Sprossen ein- bis zweimal täglich.
- Je nach Samenart erscheinen ab dem dritten Tag die ersten Keime und die Sprossen können verzehrt werden.
- Ab dem fünften Tag werden die Sprossen nicht mehr gespült, sondern im Kühlschrank gelagert, damit sie nicht so schnell weiterwachsen. Dort sind sie eine knappe Woche haltbar.

Basische Frühlingsrezepte

Wenn Sie im Frühling eine Basenfastenwoche planen, stehen Ihnen je nach Witterung nur wenige einheimische Obst- und Gemüsesorten zur Verfügung. Sofern der Winter keine allzu langen Frostperioden hatte, gibt es Feldsalat, Lauch, Kohlarten und Wirsing, außerdem alle lagerfähigen Gemüse, die es im Herbst und im Winter gibt.

Das große Plus im Frühling: Der Stoffwechsel hat in dieser Jahreszeit das größte Bedürfnis, seine Altlasten loszuwerden. Das schafft eine natürliche Motivation.

ANANAS-MARACUJA-SAFT

1 mittelgroße, sehr reife Ananas | 2 reife Maracujas (nur verschrumpelt sind sie reif) | 1 EL gemahlene Mandeln, vorzugsweise geröstet

1 Die Ananas oben und unten abschneiden, schälen und das Fruchtfleisch in grobe Stücke schneiden – der Strunk muss nicht unbedingt entfernt werden. Anschließend in einem Entsafter oder Mixer entsaften oder pürieren.
2 Die Maracujas in der Mitte aufschneiden. Das Fruchtfleisch und den Saft mit einem Teelöffel herauslösen und zum Ananassaft geben.
3 Die gemahlenen Mandeln dazugeben und gut unterrühren.

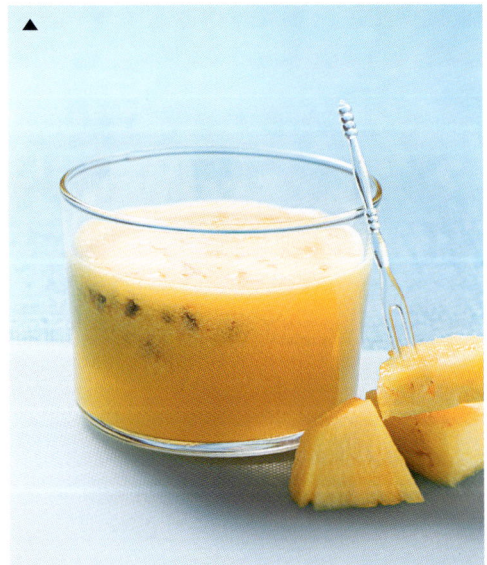

MÜSLI MIT ERDMANDEL-FLOCKEN

2 reife Bananen | 1 kleine Orange | 1 kleiner Apfel | 1 EL Erdmandelflocken | 1 EL gemahlene Mandeln, vorzugsweise geröstet

1 Die Banane schälen und mit der Gabel zerdrücken oder, wenn Sie zerdrückte Bananen nicht mögen, in dünne Scheiben schneiden.
2 Die Orange halbieren und auspressen.
3 Den Apfel waschen, klein reiben, sofort unter die Banane mischen und den Orangensaft darübergeben.
4 Die Chufas-Nüssli und die gemahlenen Mandeln daruntermischen.

INFO

CHUFAS-NÜSSLI

Erdmandelflocken, auch Chufas-Nüssli genannt, sind mit ihrem süßen Geschmack ein guter Ersatz für Getreideflocken im Müsli. Auch gesundheitlich hat die Erdmandel – ein Wurzelknöllchen – einiges zu bieten: Sie steckt voller Ballaststoffe, B-Vitamine und Vitamin E. Erdmandelflocken bekommen Sie in Reformhäusern, in manchen Naturkostläden und auch in vielen Apotheken.

FELDSALAT MIT KAROTTEN UND SPROSSEN

3–4 Handvoll Feldsalat | 1 große Karotte | ½ Zitrone | 2 EL Walnussöl | 1 Prise Sesamsalz (Gomasio) | 4 EL selbst gezogene Sonnenblumensprossen

1 Den Feldsalat gut waschen und die Resterde an den Würzelchen gut abspülen. Die Würzelchen sollten auf jeden Fall mitgegessen werden, wenn sie nicht zu groß und holzig sind, denn sie enthalten wertvolle Mineralstoffe. Die Karotte mit einer Gemüsebürste unter fließendem Wasser abbürsten und anschließend mit der Gemüsereibe klein raspeln.
2 Die Zitrone auspressen und mit dem Walnussöl zu einer Vinaigrette verarbeiten, indem Sie das Öl unter ständigem Mixen mit dem Milchaufschäumer langsam zum Zitronensaft dazugeben. Die Vinaigrette mit dem Sesamsalz abschmecken.
3 Den Feldsalat und die geraspelte Karotte in eine Schüssel geben, die Vinaigrette darüber verteilen und untermischen. Die Sonnenblumensprossen zum Schluss locker darüber verteilen.

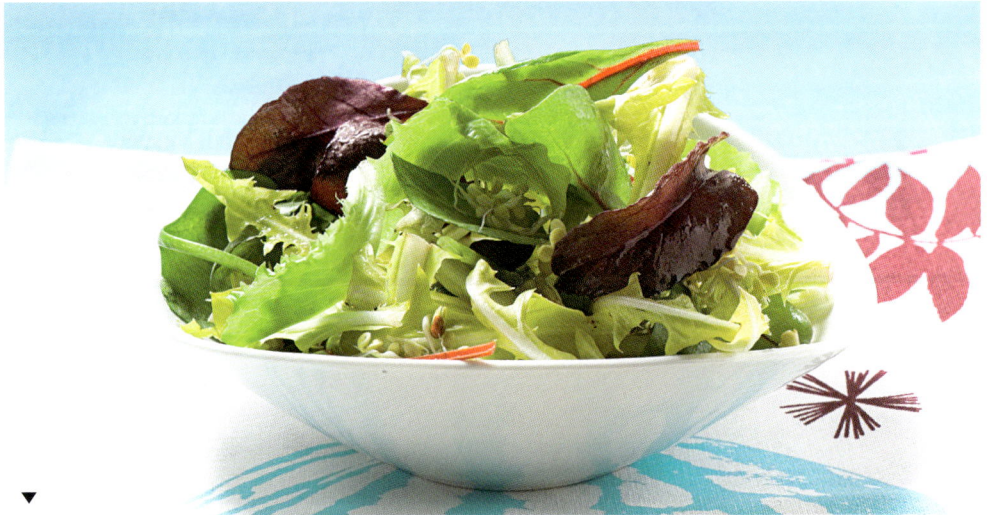

PFLÜCKSALAT MIT JUNGEM LÖWENZAHN

3–4 Handvoll frischer Pflücksalat | einige Blätter junger Löwenzahn oder Lattichsalat | 2 Frühlingszwiebeln | basische Vinaigrette (Rezept ▶ **siehe Seite 72**) | 1 Handvoll Radieschensprossen oder andere Sprossen

1 Den Pflücksalat und die Löwenzahn- oder Lattichsalatblätter waschen und abtropfen lassen. Die Frühlingszwiebeln abwaschen und sehr klein schneiden.

2 Die basische Vinaigrette zubereiten, mit den Frühlingszwiebeln vermischen, über den Salat verteilen und untermischen.

3 Die Sprossen über den fertigen Salat geben.

INFO

SESAMSALZ

Sesamsalz, auch unter dem Namen Gomasio bekannt, finden Sie in vielen meiner Rezepte als Würzmittel. Es enthält gerösteten Sesam, was dem Salz den Geschmack verleiht. Der Vorteil: Der Salzanteil ist geringer, und Sesam enthält viele wertvolle Mineralien – vor allem Kalzium (zwei Esslöffel Sesam liefern so viel Kalzium wie ein Glas Milch), Kalium, Magnesium und Zink. Sesamsalz erhalten Sie in Reformhäusern und Naturkostläden, auch in Bio-Qualität und glutenfrei.

KAROTTEN-SPINAT-GEMÜSE MIT KARTOFFELN

4 mittelgroße festkochende Kartoffeln |
3 mittelgroße Karotten | 2 Frühlingszwiebeln |
2 Handvoll Spinat (er sollte um diese Jahres-
zeit jung und klein sein) | 3 EL Sonnenblu-
menöl | etwas Kräutersalz | 1 Prise weißer
Pfeffer | 1 Prise Muskat, nach Möglichkeit
frisch gemahlen

1 Die Kartoffeln gründlich waschen, schälen
und in etwa 2 cm große Würfel schneiden. Die
Karotten mit der Gemüsebürste unter fließendem Wasser säubern und ebenfalls in etwa 2 cm
große Würfel schneiden. Die Kartoffel- und Ka-
rottenwürfel im Gemüsedämpfer oder Topf mit
Einsatz garen – je nach Würfelgröße sind sie
nach 5 bis 10 Min. gar.
2 In der Zwischenzeit die Frühlingszwiebeln
schälen und in sehr feine Würfelchen schneiden.
Den Spinat waschen und abtropfen lassen. Das
Sonnenblumenöl in einem Topf erhitzen und die
Zwiebelchen darin glasig dünsten. Den Spinat
dazugeben und 6 bis 8 Min. dünsten.
3 Die gegarten Kartoffeln und Karotten kurz darin wenden. Das Karotten-Spinat-Gemüse mit
Kräutersalz, weißem Pfeffer und Muskat würzen.

HERZHAFTE WURZELPETER-SILIE MIT LAUCH

1 große Wurzelpetersilie | 2 mittelgroße Karot-
ten | 2 Stangen Lauch | 1 Frühlingszwiebel |
3 EL Sonnenblumenöl | 1 Prise Sesamsalz
(Gomasio) | schwarzer Pfeffer

1 Die Wurzelpetersilie und die Karotten waschen, mit einem Gemüseschäler schälen und
in dünne, runde Scheiben schneiden.
2 Die trockenen Blätter vom Lauch entfernen,
den Lauch waschen und in dünne Streifen
schneiden (erst viermal längs halbieren und
dann quer schneiden).
3 Die trockenen Blätter der Frühlingszwiebel
entfernen, die Frühlingszwiebel waschen und in
sehr kleine Streifen schneiden.
4 Die Karotten und die Wurzelpetersilie im Gemüsedämpfer 8 bis 10 Min. garen.
5 In der Zwischenzeit das Sonnenblumenöl erhitzen und die Frühlingszwiebel zusammen mit
den Lauchstreifen dünsten. Die gegarten Karot-
ten- und Wurzelpetersilieschei ben zum gedünsteten Lauch geben. Das Gemüse mit Sesamsalz
und schwarzem Pfeffer würzen und abschmecken. Als Beilage dazu eignen sich basische
Nockerl (Rezept ▶ **siehe Seite 82**).

BASISCHE NOCKERL

4 mittelgroße Kartoffeln | 2 Stängel glatte Pe-
tersilie | 1–2 TL Olivenöl | 1 Prise Kräutersalz |
weißer Pfeffer aus der Mühle | Muskatnuss,
frisch gerieben

1 Die Kartoffeln waschen und anschließend im
Gemüsedämpfer in ca. 20 Min. weich garen. Die
gekochten Kartoffeln schälen und mit einer Gabel zerdrücken oder einem Kartoffelstampfer zu
einer homogenen Masse zerstampfen.
2 Die Glattpetersilie verlesen, kurz unter kaltem
Wasser abwaschen, trocken schütteln, abzupfen
und die Blättchen klein hacken. Einige Blättchen
als Dekoration beiseite legen.

TIPP

KÖSTLICHE BEILAGE

Dieses Gericht, das der kreativen basischen Küche meiner Schwester Claudia entstammt, eignet sich als Beilage
nicht nur zum Wurzelpetersilien-Lauch-
Gemüse ▶ **siehe Seite 81,** für das es ursprünglich gedacht war, sondern auch
zu jedem anderen Gemüsegericht –
und zwar in jeder Saison. Sie können
die basischen Nockerl selbstverständ-
lich auch als eigenständiges Gericht
auf den Tisch bringen. Die Nockerl eignen sich auch bestens für den Vorrat.

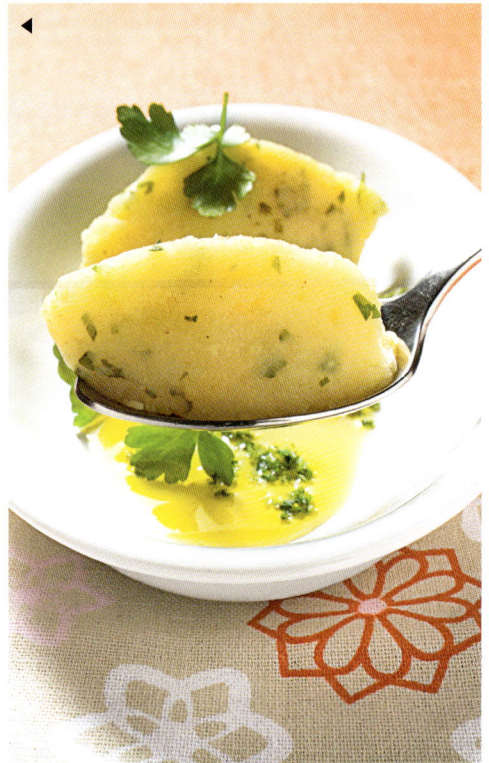

3 Olivenöl mit Kräutersalz, weißem Pfeffer,
Muskat und der gehackten Glattpetersilie vermischen und gründlich unter die zerstampfte Kartoffelmasse rühren.
4 Mit einem Esslöffel Nockerl formen und direkt auf zwei Tellern anrichten. Mit der restlichen
Glattpetersilie bestreuen. Nach Belieben können
Sie die Nockerl auch als Einlage in einer klaren
Gemüsebrühe verwenden.

KOHLRABICREMESUPPE

5 mittelgroße Kohlrabi | 2 große Kartoffeln |
1 Schalotte | 3 EL Sonnenblumenöl | 750 ml
Wasser | 1 Gemüsebrühwürfel | 1 Prise Kräuter-
salz | Muskat | weißer Pfeffer | Pimentpulver |
1 Bund frische Glattpetersilie

1 Die Kohlrabiknollen waschen, schälen und in
grobe Stücke schneiden. Die Kartoffeln unter
fließendem Wasser mit der Gemüsebürste säubern, schälen und in grobe Stücke schneiden.
Die Schalotte abziehen und klein hacken.
2 Das Öl in einem hohen Topf erhitzen und die
Schalotten darin glasig andünsten. Die Kohlrabi-
stücke und die Kartoffeln dazugeben und kurz
umrühren. Das Wasser und den Gemüsebrühwürfel dazugeben, gründlich verrühren, bis sich
der Würfel aufgelöst hat und zum Kochen bringen. Das Gemüse darin in ca. 20 Min. garen –
machen Sie den Test mit einer Gabel. Wenn die
Gemüsestücke weich sind, sind sie gar.

TIPP

GLEICH FÜR ZWEI MAHLZEITEN
Bereiten Sie die doppelte Menge der
Suppe zu, dann ist das Abendessen
auch gleich für den nächsten Tag vorbereitet. Und zur Abwechslung geben
Sie morgen eine Hand voll in Öl ange-
bratene Champignons dazu.

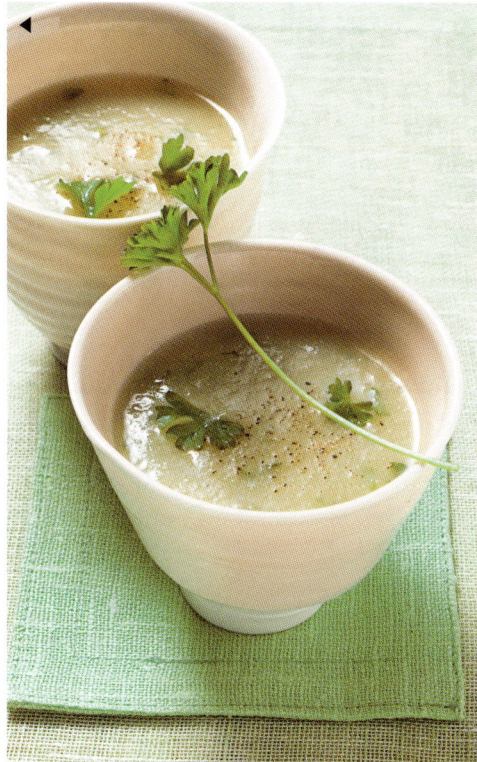

3 Mit dem Stabmixer zu einer cremigen Suppe
pürieren. Die Kohlrabicremesuppe salzen und
die Gewürze dazugeben.
4 Die Glattpetersilie waschen, trocken schütteln, abzupfen, die Blättchen klein hacken und
über die Kohlrabicremesuppe streuen.

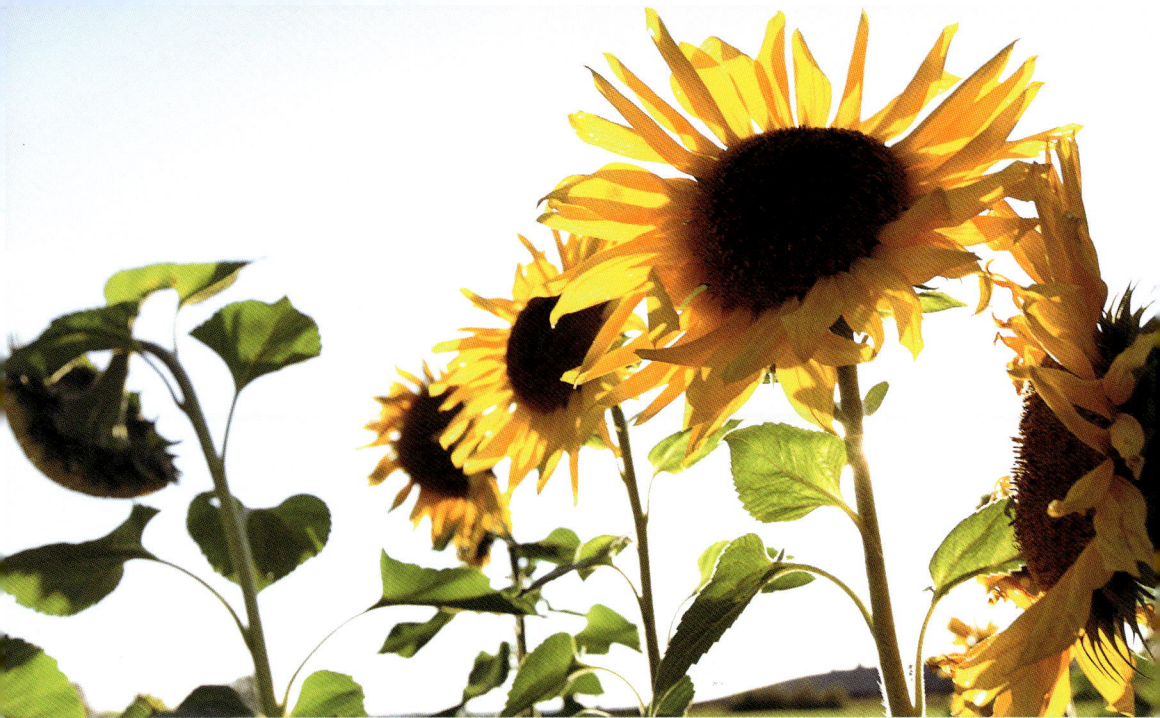

BASENFASTEN IM SOMMER

Sommer – die ideale Zeit für Basenfasten. Denn jetzt wird Ihre Basenfastenzeit richtig bunt: Es gibt Beeren in allen Farben, Kirschen, Melonen, Nektarinen, Pfirsiche, herrliche Salate mit Paprika, Tomaten und frischen Kräutern und dazu eine bunte Gemüsevielfalt. Und das Beste für alle, die ein paar Pfunde loswerden wollen: Zu keiner Zeit des Jahres haben Sie weniger Hunger als wenn es draußen richtig heiß ist.

Stoffwechsel auf Hochtouren

Der Sommer macht, sofern er warm und sonnig ist, gute Laune und Lust auf Aktivitäten. Der Stoffwechsel wird angekurbelt und läuft auf Hochtouren. Die Nahrung wird erheblich schneller verdaut als in jeder anderen Jahreszeit, da die Verdauungsenzyme im aktivierten Stoffwechsel besser arbeiten. Auch alle Wachstumsprozesse sind im Sommer stärker. Die Haut regeneriert sich schneller, Haare und Nägel wachsen rascher und sind widerstandsfähiger. (Diesen Effekt können Sie übrigens auch beobachten, wenn Sie öfter in die Sauna gehen.) Kurzum: Ihrem Stoffwechsel und Ihrer Seele geht es in kaum einer Jahreszeit besser als im Sommer.

Aktivität in Maßen

Nach der chinesischen Medizin steht der Sommer in engem Zusammenhang mit Herz und Kreislauf. Seelisch geht es den meisten Menschen gut, die starke »Herzensenergie« und die jahreszeitlich bedingte Wärme macht die Menschen kontaktfreudiger, Depressionen haben weniger Chancen. Obwohl der Sommer eine aktive Jahreszeit ist, sollten Sie auf sportliche Höchstleistungen möglichst verzichten. Wenn es nicht zu heiß ist, können Sie Ihrem Bewegungsdrang gern freien Lauf lassen. Doch während der »Hundstage« mit erhöhten Ozonwerten sollten Sie weder mittags joggen noch sich beim

TIPP

BARFUSS TUT GUT

Laufen Sie im Sommer so oft Sie können barfuß, vor allem im Wald oder im Garten. Auf Gras oder Moosboden wirkt barfuß gehen wie eine kleine Fußreflexzonenmassage.

Sport verausgaben. Verlagern Sie Ihr tägliches Bewegungsprogramm besser auf den frühen Morgen, wenn die Ozonwerte noch moderat sind. Auch ins kühle Nass sollten Sie nur morgens oder abends springen.

Die Früchte des Sommers

Schließen Sie die Augen und stellen Sie sich einen heißen Sommertag vor. Was möchten Sie da am liebsten essen? Pfirsiche, Nektarinen, frische Feigen, Melonen, saftige Tomaten, einen knackigen Salat, gegrillte Auberginen oder Zucchini? Bei Basenfasten ist all das erlaubt. Diese Lebensmittel sind im Sommer reif und geben unserem Stoffwechsel, was er braucht. Aus Sicht der chinesischen Medizin wirken sie kühlend, was uns im Sommer sehr entgegenkommt. Die Natur lässt also genau jene Nahrungsmittel reifen, die unseren Stoffwechsel in der jeweiligen Jahreszeit am besten unterstützen.

Basische Sommerrezepte

Wer denkt im Sommer nicht gerne an Sonne, Wind und Meer? Die mediterran angehauchten basischen Rezepte helfen Ihnen, die Basenfastenwoche sommerlich leicht zu gestalten. Sie werden sich fühlen, als wären Sie am Mittelmeer. Aber auch die einheimische Küche hat Leckeres zu bieten: Himbeeren, Erdbeeren, Kirschen, Tomaten, Salate. Im Sommer ist Basenfasten wirklich leicht.

KIRSCHSHAKE MIT ZITRONENMELISSE

500 g frische Herzkirschen oder schwarze Kirschen | 1 reife Banane | einige Blättchen Zitronenmelisse

1 Die Kirschen waschen und entkernen, die Banane schälen und in große Stücke zerteilen. Kirschen und Banane zusammen in den Mixer geben und fein pürieren.
2 Den Shake mit den Zitronenmelisseblättchen dekorieren und servieren.

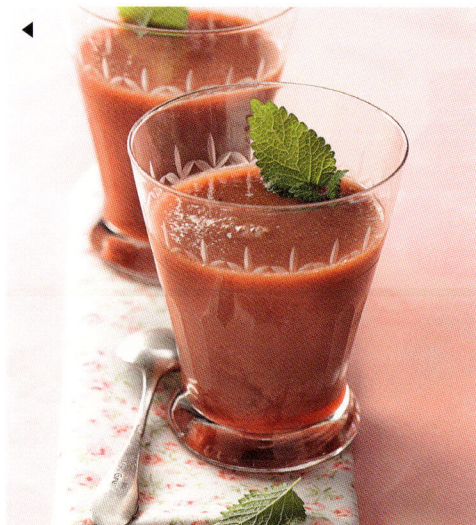

INFO

DAS FINDEN SIE JETZT AUF DEM WOCHENMARKT
Aprikosen, Auberginen, Blattsalate, Blumenkohl, Brokkoli, Champignons, Erdbeeren, Fenchel, Frühlingszwiebeln, grüne Bohnen und Erbsen, Gurken, Heidelbeeren, Himbeeren, Johannisbeeren, Jostabeeren, Kirschen, Kiwis, Mangold, Maulbeeren, Melonen, Nektarinen, Paprika, Pfirsiche, Pflaumen, Radieschen, Sellerie, Spitzkohl, Stachelbeeren, Tomaten, Zucchini, Zuckerschoten. Pilze: Sommertrüffel und je nach Witterung Pfifferlinge, Bovist, Krause Glucke.

MELONEN-HIMBEER-SCHALE

1 sehr reife Charentaismelone oder 1 Honigmelone | ½ Schälchen Heidelbeeren | 250 g reife Himbeeren | einige frische Pfefferminzblättchen

1 Die Melone vierteln und die Kerne entfernen. Das Fruchtfleisch herausschneiden, in kleine Würfelchen schneiden und in eine Glasschale geben. Die Heidelbeeren verlesen, waschen und zu den Melonenstückchen geben. Die Himbeeren vorsichtig waschen, sorgfältig verlesen – es sind oft einige schlechte darunter – und ebenfalls hinzufügen.
2 Die Pfefferminzblättchen abwaschen, eventuell klein zupfen und alle Zutaten vorsichtig miteinander vermischen.

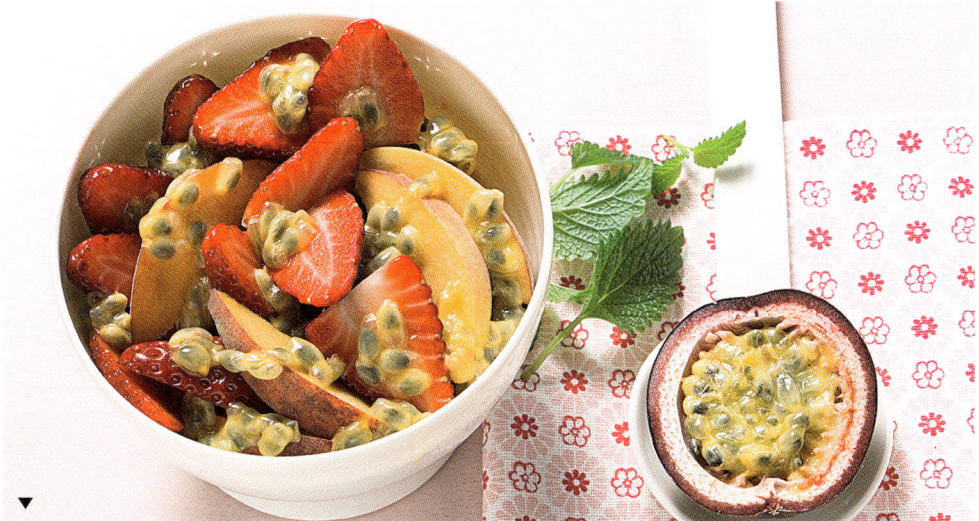

SOMMERFRÜHSTÜCK MIT PFIRSICH UND ERDBEEREN

250 g Erdbeeren | 1 sehr reifer Pfirsich | 1 Maracuja (sie ist reif, wenn sie braun und völlig verschrumpelt aussieht) | einige Blättchen frische Zitronenmelisse

1 Die Erdbeeren waschen, die Blättchen abzupfen, die Erdbeeren halbieren und in eine größere Schale geben.

2 Den Pfirsich waschen, halbieren und den Kern herauslösen. Bei einem reifen Pfirsich löst sich der Kern ganz leicht, wenn man den halbierten Pfirsich leicht um den Kern herumdreht. Die Pfirsichhälften in kleine Stückchen schneiden und zu den Erdbeeren in die Schüssel geben.

3 Die Maracuja aufschneiden, das Fruchtfleisch mit den kleinen Kernen mit einem Kaffeelöffel herauslösen und zusammen mit dem Saft der Frucht über die Erdbeer-Pfirsich-Mischung verteilen. Vorsichtig unterheben.

4 Die Zitronenmelisse waschen, klein zupfen und unter den Obstsalat geben.

TIPP

BEI GROSSEM HUNGER

Wenn Sie richtig hungrig sind, können Sie zu der Melonen-Himbeer-Schale zwei Esslöffel Erdmandelflocken geben. Das schmeckt nicht nur gut, sondern hält auch länger satt.

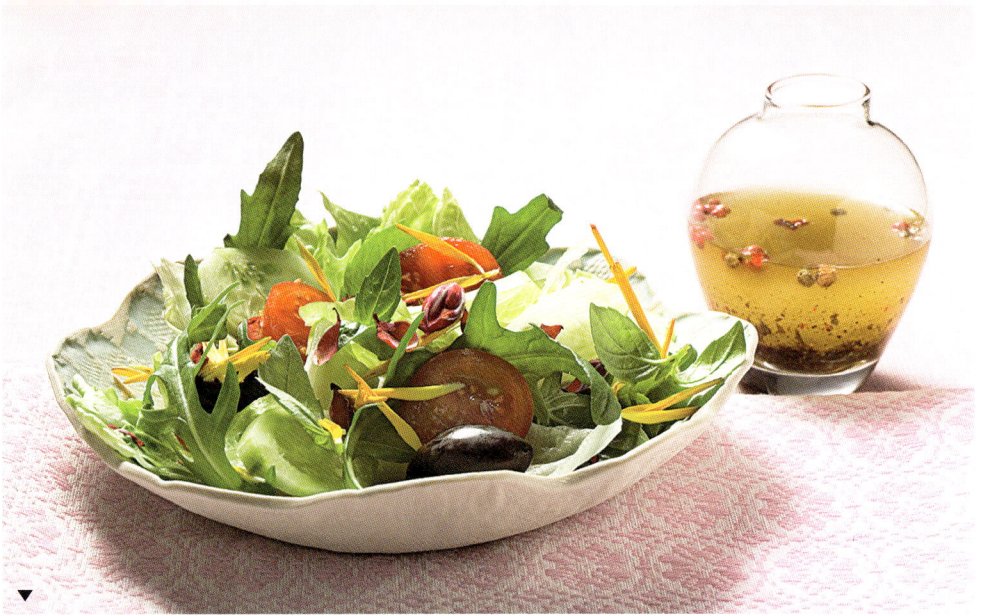

BUNTER SOMMERSALAT

1 Kopf Eisbergsalat | einige Blätter Rucola |
6–8 sehr reife Kirschtomaten | einige Zucchi-
niblüten oder andere Blüten (zum Beispiel
Gänseblümchen) | ¼ Gurke | 1 Handvoll
schwarze, ungefärbte Oliven | 1 Handvoll Basi-
likum | basische Vinaigrette (Rezept ▶ siehe
Seite 72) mit Olivenöl

1 Den Strunk des Eisbergsalats entfernen, die
Eisbergsalatblätter und die Rucolablätter waschen und abtropfen lassen oder trocken
schleudern. Die Kirschtomaten waschen und
halbieren. Die Gurke waschen und dünne Scheiben davon abschneiden – den Rest für den
nächsten Tag aufbewahren. Die Blüten sorgfältig
verlesen. Die Basilikumblätter waschen und in
feine Streifen schneiden.

2 Die Eisbergsalatblätter, die Rucolablätter, die
Kirschtomaten, die Gurkenscheiben und die Oliven in eine Salatschüssel geben.

3 Das basische Dressing aus Olivenöl zubereiten und das fein geschnittene Basilikum dazugeben. Über den Salat verteilen und vorsichtig
untermischen.

WICHTIG

GURKEN SCHÄLEN
Manches ist sogar geschält gesünder. Gurken aus konventionellem Anbau sollten auf jeden Fall geschält
werden. Denn unterhalb der Schale
lagern sich die meisten Rückstände
von Pflanzenschutzmitteln ab.

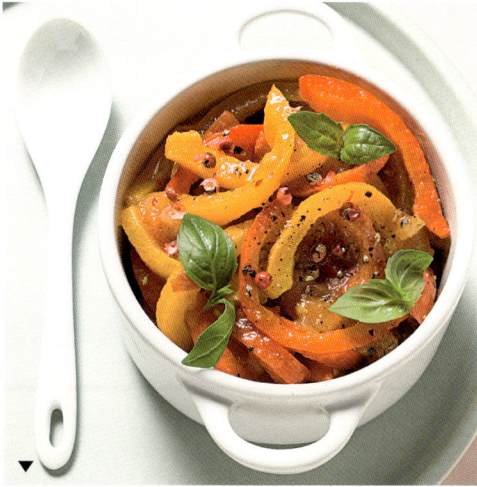

cheln lassen. Die Peperonata sollte noch Biss haben und nicht verkocht sein. Machen Sie den Test mit einer Gabel.

3 Mit dem Kräutersalz und dem bunten Pfeffer würzen und mit den Basilikumblättern dekorieren. Die Peperonata schmeckt an heißen Sommertagen auch kalt sehr fein.

PAPRIKASALAT MIT RUCOLA UND SCHWARZEN OLIVEN

Je 1 rote, grüne und gelbe Paprikaschote | 1 Handvoll Rucola | 1 Handvoll Glattpetersilie | 1 Zweig frischer Thymian | ½ Zitrone | 3 EL Olivenöl | 1 Prise Kräutersalz | 1 Handvoll schwarze, ungefärbte Oliven

1 Die Paprikaschoten waschen, aufschneiden, den Strunk mit den Kernen entfernen. Das Fruchtfleisch in feine Streifen schneiden. Die Rucolablätter waschen und abtropfen lassen. Die Glattpetersilie und den Thymian waschen und die Blättchen sehr fein hacken.
2 Für das Dressing die Zitronenhälfte auspressen und den Saft nach und nach unter ständigem Rühren unter das Olivenöl geben. Die Gewürze und die gehackten Kräuter unter die Salatsoße mischen.
3 Die Paprikastreifen mit den Rucolablättern und den Oliven in eine Schüssel geben und die Salatsoße untermischen.

PEPERONATA

1 rote Paprikaschote | 2 gelbe Paprikaschoten | 3 sehr reife Tomaten | 1 mittelgroße Zwiebel | 3 EL Olivenöl | 1 Lorbeerblatt | etwas Kräutersalz | etwas bunter Pfeffer aus der Mühle (grün, rot und schwarz), frisch gemahlen | einige Blätter Basilikum

1 Die Paprikaschoten waschen, entkernen, aufschneiden und in dünne Streifen schneiden. Die Tomaten waschen, halbieren und in kleine Würfel schneiden. Die Zwiebel abziehen und klein hacken.
2 Das Olivenöl in eine Pfanne geben und die Zwiebel darin andünsten. Die Paprikastreifen dazugeben und etwa 15 Min. darin dünsten. Die Tomatenwürfel und das Lorbeerblatt dazugeben und das Gemüse noch maximal 5 Min. leicht kö-

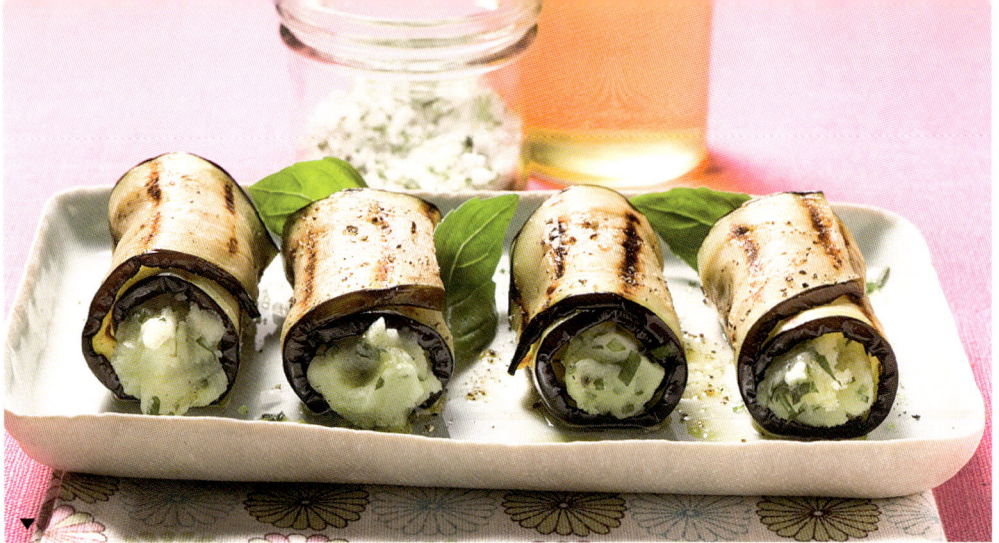

AUBERGINENRÖLLCHEN

1 mittelgroße Aubergine | 2 EL Olivenöl | 3 mittelgroße mehlige Kartoffeln | 1 Handvoll frische Basilikumblätter | etwas Kräutersalz | etwas weißer Pfeffer

1 Die Aubergine der Länge nach in dünne Scheiben schneiden, salzen und das Salz 15 Min. einziehen lassen. Das Salz vorsichtig mit Küchenpapier abtupfen, die Auberginenscheiben auf beiden Seiten mit dem Olivenöl bestreichen und im Backofen oder auf einem geeigneten Tischgrill grillen.

2 Für die Füllung die Kartoffeln mit der Gemüsebürste unter fließendem Wasser säubern, schälen und in grobe Würfel schneiden. Die Kartoffelwürfel im Gemüsedämpfer oder Topf mit Einsatz 8–10 Min. garen.

3 Die Basilikumblätter vorsichtig waschen, trocken schütteln und fein hacken. Die Kartoffelwürfel mit der Gabel zerdrücken und mit dem Kräutersalz, dem weißen Pfeffer und dem gehackten Basilikum vermischen. Sollte die Kartoffelmasse zu bröselig sein, können Sie Wasser oder Olivenöl dazugeben. Die Kartoffel-Basilikum-Creme zu Klößen formen und auf die Auberginenscheiben legen. Die Auberginenscheiben einrollen und mit einem Spieß befestigen.

TIPP

MITTAGS IM BÜRO

Auberginenröllchen können Sie sich in größerer Menge auf Vorrat zubereiten, denn sie schmecken auch kalt köstlich. Sie eignen sich als leckere Antipasti zu einer Party ebenso wie als Mittagessen im Büro.

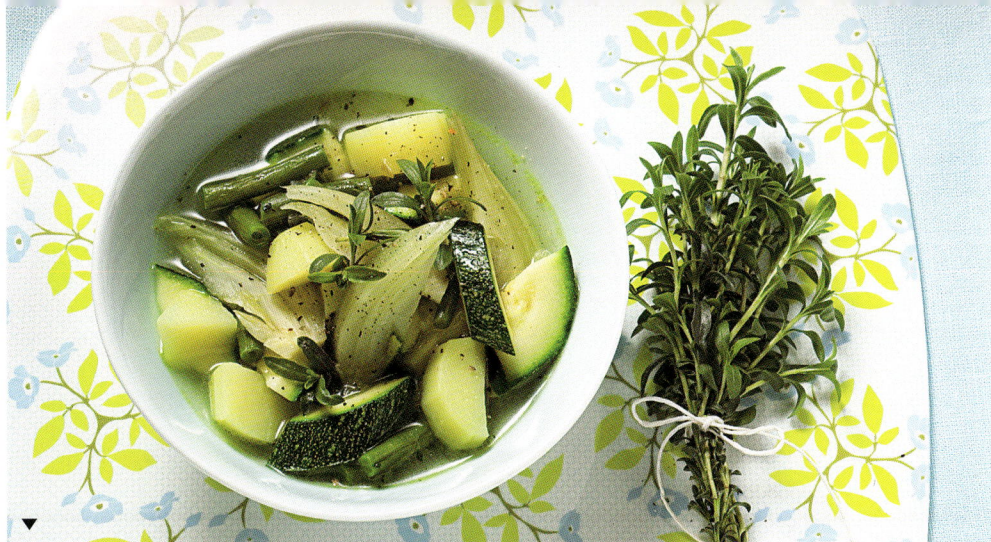

SOMMERLICHE MINESTRONE

1 kleine Fenchelknolle | 1 Handvoll grüne Boh-
nen | 2 große Kartoffeln | 1 kleiner Zucchino |
1 Schalotte | 1 EL Olivenöl | 500 ml Wasser |
1 Gemüsebrühwürfel | etwas bunter Pfeffer
aus der Mühle | etwas Bohnenkraut

1 Den holzigen Strunk des Fenchels entfernen,
den Fenchel waschen und vierteln. Die Enden
der Bohnen abschneiden, die Bohnen in einem
Sieb waschen und in der Mitte durchschneiden.
Die Kartoffeln waschen, schälen und vierteln.
Den Strunk des Zucchino entfernen, den
Zucchino waschen, trocken reiben und in etwa
½ cm dicke Scheiben schneiden. Die Schalotte
abziehen, klein schneiden und im Olivenöl kurz
glasig andünsten.
2 Gemüse, Wasser und Gemüsebrühwürfel dazugeben und zum Kochen bringen. Je nach Größe der geschnittenen Gemüsestückchen ist die

Minestrone in 12–15 Min. gar. Mit der Gabel
prüfen, ob das Gemüse bissfest ist. Schmecken
Sie die Minestrone nach Belieben mit Pfeffer
und Bohnenkraut ab.

TIPP

EINFACH AUSTAUSCHEN
Fenchel hat einen besonderen Geschmack, etwa mit Anis vergleichbar,
und ist nicht jedermanns Sache. Er er-
innert an Hustenbonbons aus Kinder-
tagen. Wenn Sie Fenchel nicht mögen,
lassen Sie ihn einfach weg und nehmen stattdessen einen Zucchino oder
eine Kartoffel mehr dazu. Die som-
merliche Minestrone schmeckt auch
in dieser Variante sehr gut.

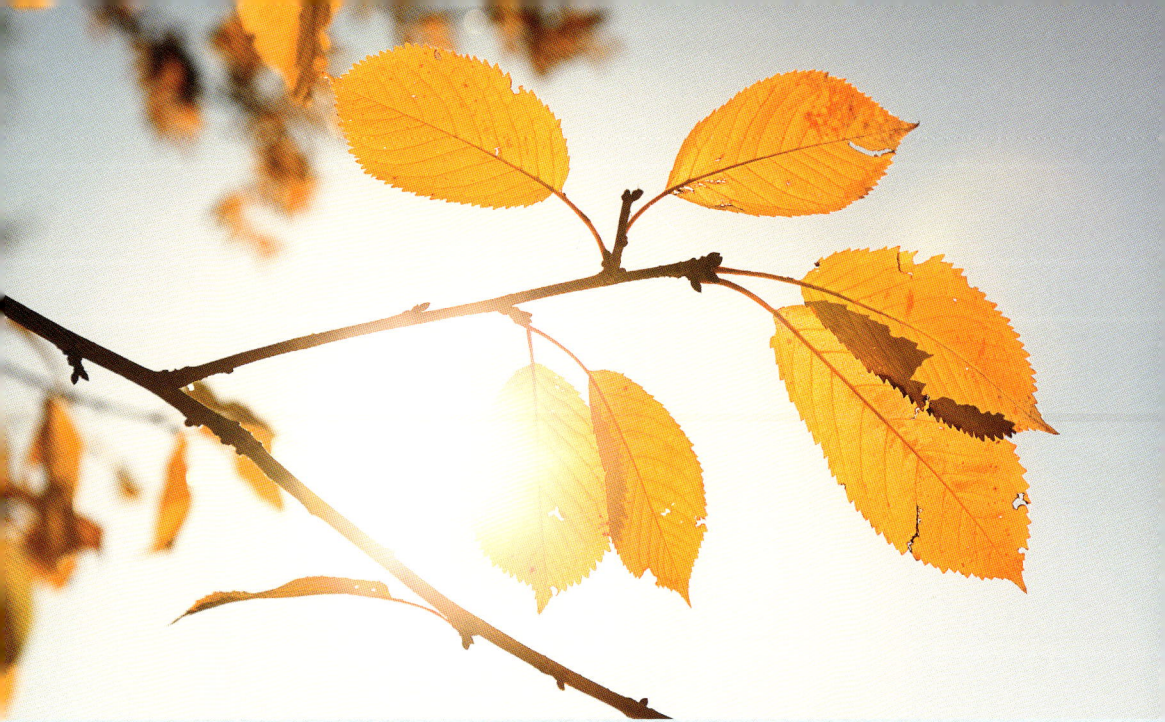

BASENFASTEN IM HERBST

Die Luft wird kühler – der Herbst zieht ins Land Wie gut Sie jetzt eine Basenfastenwoche durchführen können, hängt ganz davon ab, wie Ihr Stoffwechsel die beginnende Umstellung auf den Winter verträgt. Wenn Sie ein Mensch sind, der leicht friert, wird Ihnen die Basenfastenwoche im Herbst und Winter schwerer fallen als Menschen, denen immer warm ist. Andererseits bietet keine andere Jahreszeit so viele Schätze der Natur

wie der Herbst. Für Abwechslung auf dem Basenfasten-Speiseplan ist also gesorgt.

Stoffwechsel im Umbruch

Im Herbst findet in der Natur ein großer Umbruch statt. Die Pflanzen sammeln ihre Energie während der kalten Jahreszeit in den Wurzeln und Samen, um diese Energie im Frühling wieder zum Leben zu erwecken.

Auch Ihr Stoffwechsel versucht, sich der jahreszeitlichen Umstellung anzupassen, was jedoch nicht immer reibungslos gelingt. Vielleicht kennen Sie das: Sie frieren in den ersten zwei kalten Herbstwochen mehr, als Sie es später im bitterkalten Winter tun. Das liegt daran, dass sich im Winter der Stoffwechsel bereits auf »kalt« umgestellt hat. Doch nicht jeder leidet gleichermaßen unter diesen Umstellungen. Es gibt Menschen, die aufgrund ihrer Erbanlagen jahreszeitliche Veränderungen schlechter ausgleichen können. In der traditionellen chinesischen Medizin sind das die sogenannten Nierentypen, die schneller als andere Menschen frieren und an kalten Händen und Füßen leiden. Wenn sie von einem Kälteeinbruch überrascht werden oder längere Zeit kalte oder nasse Füße haben, stellt sich sofort eine Erkältung, meist ein Schnupfen, ein. Auch die Umstellung im Frühling verkraften diese Menschen weniger gut als andere.

Aus Sicht der chinesischen Medizin gibt es außerdem Lungentypen, die im Herbst ebenfalls mit Schwierigkeiten zu kämpfen haben: Sie neigen zu bronchialen Infekten – Husten mit starker Verschleimung – und zu Darminfekten. Schnelle Abhilfe schaffen hier pflanzliche Nahrungsmittel (natürlich Basenbildner), die viele Vitalstoffe speichern und wärmend auf den menschlichen Organismus wirken. Dazu gehören unter anderem alle Wurzelgemüse, Kürbisse, viele Kräutertees und auch Ingwer.

TIPP

DER BESTE SCHLEIMLÖSER

Ein altes Hausmittel gegen Husten, der mit starker Verschleimung einhergeht, ist schwarzer Rettich. Früher höhlte man dazu den Rettich aus und bereitete mit Kandiszucker einen Saft zu. Gesünder und genauso wirksam ist Salat aus schwarzem Rettich: Schälen Sie ihn, raspeln Sie ihn klein und geben Sie eine basische Vinaigrette (Rezept ▶ siehe Seite 72) darüber. Lassen Sie den Salat einige Stunden ziehen – so verliert er seine Schärfe. Schwarzen Rettich gibt es als runde und als längliche Sorte. So unscheinbar er auch aussieht: Er ist der stärkste Basenbildner und beste Schleimlöser, den die Natur zu bieten hat.

Passen Sie sich der Natur an

Herbstzeit ist Erntezeit: einheimisches Obst und Gemüse, so weit das Auge reicht. Gerade jetzt können Sie die Auswahl Ihrer Rezepte optimal der Natur anpassen. Ist es noch warm und sonnig, können Sie den Salate- und Beerenanteil erhöhen. Haben Sie eine Woche getroffen, in der es kalt, nass und trüb ist, sollten Sie eher auf wärmende Lebensmittel zurückgreifen und mehr

Ananas, Äpfel, Avocados, Birnen, Blattspinat, Bleichsellerie, Blumenkohl, Brokkoli, Brombeeren, Buschbohnen, Butterrübchen, Champignons, Chicorée, Chinakohl, Endivien, Esskastanien, einheimische Feigen, Feldsalat, Fenchel, frische Datteln, Grünkohl, Karotten, Kartoffeln, Kiwis, Knollensellerie, Kürbis, Lauch, Mangold, Mangos, Melonen, Navetten, Oliven, Paprika, Pastinaken, einheimische Petersilienwurzel, Pfifferlinge, Pflaumen, Preiselbeeren, Quitten, Radicchio, Rote Bete, Rotkohl, Salate, schwarzer Rettich, Sanddornbeeren, Spitzkohl, Süßkartoffeln, Tomaten, Topinambur, Trauben, Walnüsse, weißer Winterrettich, Weißkohl, Wirsing, Zitrusfrüchte, Zwiebeln.

Gekochtes als Rohes verzehren. Ihr Begleitprogramm zur Basenfastenzeit ab Seite 56 sollten Sie ebenfalls dem Wetter anpassen. Tanken Sie die letzten Sonnenstrahlen im Freien, das ist die beste Vorbeugung gegen die gefürchtete Winterdepression. An nasskalten Tagen sind Schwimmen und anschließendes Saunen eine wahre Wohltat.

Basische Herbstrezepte

Basenfasten bedeutet: einheimisches Obst und Gemüse satt. Deshalb ist diese Fastenkur auch für Diätmüde hervorragend geeignet. Denn zu keiner Jahreszeit wartet die Natur mit so reichen Gaben auf wie im Herbst.

BEERENTELLER

250 g Brombeeren | 250 g Heidelbeeren | 1 reife Birne | etwas Zitronenmelisse

1 Die Brombeeren und die Heidelbeeren waschen und abtropfen lassen. Die Birne waschen, eventuell schälen, vom Kerngehäuse befreien und das Fruchtfleisch in kleine Scheiben schneiden.
2 Das Obst mit Zitronenmelisse dekorieren.

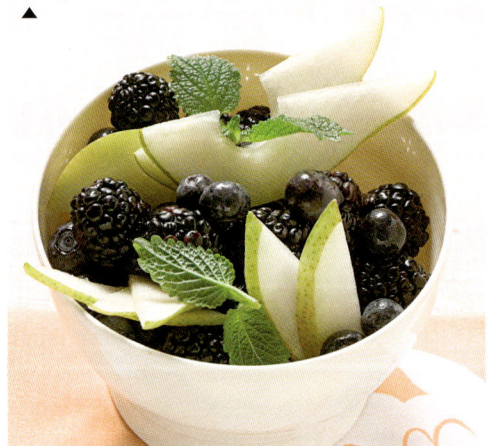

BASENMÜSLI IM HERBST

1 große Schale Heidelbeeren | 5–6 sehr reife gelbe oder blaue Pflaumen | 1 reife Banane | 1 Handvoll frische Walnüsse | 2 EL Erdmandelflocken | ½ Zitrone

1 Die Heidelbeeren gründlich waschen und abtropfen lassen. Die Pflaumen waschen, entkernen und in kleine Stücke schneiden. Die Banane schälen und das Fruchtfleisch mit der Gabel zerdrücken oder, wenn Sie zerdrückte Bananen nicht mögen, in dünne Scheiben schneiden.
2 Die Walnüsse aus der Schale nehmen und in mehrere kleine Stückchen brechen.
3 Das Obst in eine Schale geben, die Walnüsse und die Erdmandelflocken darüber verteilen. Die Zitronenhälfte auspressen und einige Spritzer Zitronensaft über das Müsli geben.

QUITTE-WALNUSS-SAFT

3 Quitten | 5 Äpfel | 1 Handvoll Walnüsse

1 Die Quitten und die Äpfel waschen und in Spalten schneiden.
2 Die Walnüsse aus der Schale herauslösen und in Stücke brechen.
3 Die Quitten- und Apfelstücke zusammen mit den Walnüssen im Entsafter zentrifugieren.

BATAVIASALAT MIT NAVETTEN UND PORTULAK

1 kleiner Bataviasalat | 1 Handvoll Portulak | 1 kleine Navette (Navets Rübchen) | basische Vinaigrette (Rezept ▶ siehe Seite 72) | ½ Schälchen Senfsprossen oder nach Belieben andere Sprossen

1 Den Strunk des Bataviasalats entfernen, die Blätter abzupfen, gegebenenfalls klein zupfen, waschen und abtropfen lassen oder trocken schleudern. Den Portulak waschen und abtropfen lassen. Die Navette waschen, mit dem Gemüseschäler schälen, fein raspeln und mit Bataviablättern und Portulak vermischen.
2 Die basische Vinaigrette zubereiten und über den Salat träufeln.
3 Die Sprossen locker darüber verteilen.

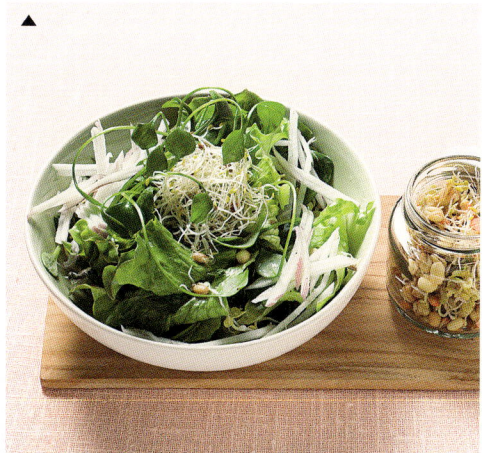

blätter in Streifen schneiden, in eine Salatschüssel geben und die Rosinen darüber verteilen. Die restlichen Blätter ungeschnitten lassen und in dekorativer Kreisform in einer flachen Salatschüssel anordnen.

2 Die Vinaigrette zubereiten und über den Chicorée verteilen.

3 Die Kresse mit einer Schere abschneiden und über den Salat streuen.

SALAT VON ROT- UND SPITZKOHL

1 kleiner Rotkohl | 1 kleiner Spitzkohl | 1–2 Schalotten | etwas Glattpetersilie | 1 kleine Zitrone | 3 EL Sonnenblumenöl | ½ TL Sesamsalz (Gomasio) | 1 TL Kümmel oder Schwarzkümmel

1 Den Rotkohl und den Spitzkohl vierteln und in möglichst feine Streifen schneiden. Die Rot- und Spitzkohlstreifen zusammen in ein Sieb geben, waschen und abtropfen lassen.

2 Die Glattpetersilie waschen und fein hacken. Die Zitrone auspressen.

3 Sonnenblumenöl, Zitronensaft, Sesamsalz, Kümmel und Glattpetersilie zu einem sämigen Dressing verrühren.

4 Die Kohlstreifen in eine Salatschüssel geben, das Dressing darüber verteilen und den Salat vor dem Essen einige Std. ziehen lassen.

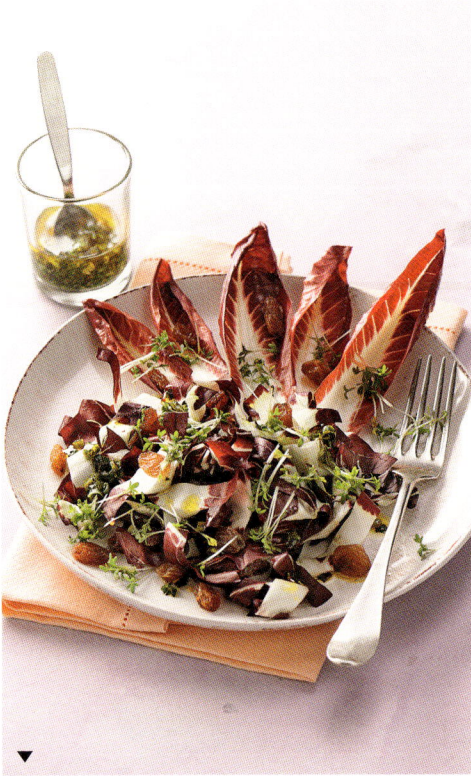

SALAT VON ROTEM CHICORÉE UND ROSINEN

2 rote Chicorée oder Treviso | 2 EL Rosinen | basische Vinaigrette (Rezept ▶ **siehe Seite 72**) | ½ Schale Kresse

1 Die äußeren Strünke der beiden Chicorée abschneiden, die Blätter abnehmen, waschen und gut abtropfen lassen. Zwei Drittel der Chicorée-

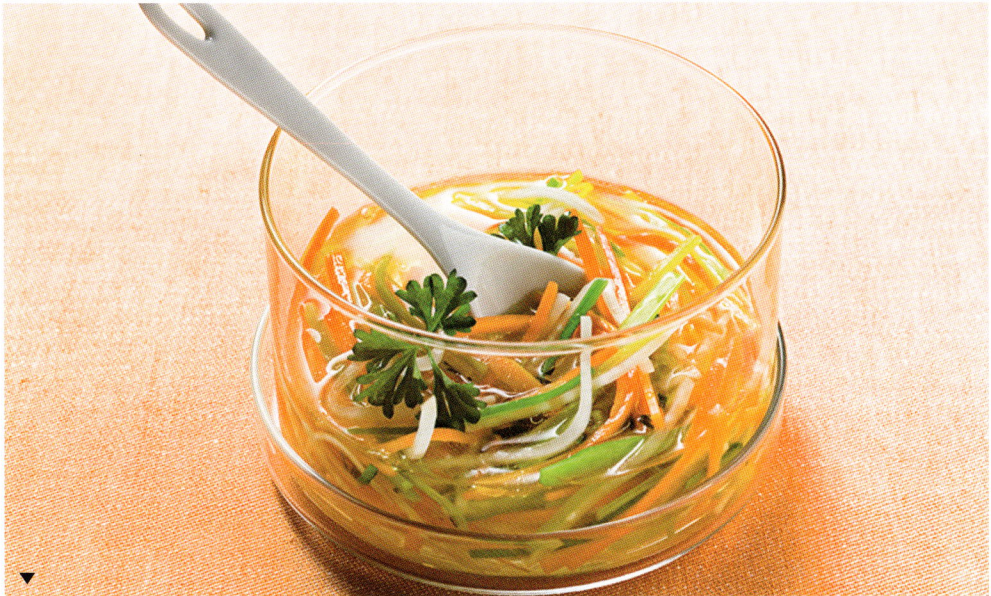

KLARE BRÜHE MIT GEMÜSE-JULIENNES

TIPP

HALTBAR: KOHLSALAT

Der Salat von Rot- und Spitzkohl eignet sich auch für einen basischen Salatvor-rat – falls es mal schnell gehen muss. Verdoppeln oder verdreifachen Sie dann einfach die angegebenen Mengen aller Zutaten. Der Salat ist im Kühlschrank eine knappe Woche haltbar. Deshalb eignet er sich auch gut für ein Büfett, das am Vortag vorbereitet werden kann. Zudem schmeckt Kohlsalat noch würziger, je länger er durchzieht.

2 mittelgroße Karotten | 1 sehr kleine Sellerie-knolle | 1 sehr kleine Lauchstange | 1 Gemüse-brühwürfel | 750 ml Wasser

1 Die Gemüse waschen und in sehr dünne Streifen schneiden – etwa so lang und so dick wie Streichhölzer.
2 Das Wasser erhitzen und den Gemüse-brühwürfel darin auflösen.
3 Die Gemüsestreifen (Juliennes) darin garen – das dauert nur 5–7 Min., wenn die Streifen wirklich sehr dünn geschnitten sind.

AUSTERNPILZPFANNE MIT BROKKOLI UND MANGOLD

1 kleiner Brokkoli | 3–4 Blätter Mangold |
2 kleine oder 1 große Karotte | 150 g Austern-
pilze | 2 Frühlingszwiebeln | 3 EL geröstetes
Sesamöl | 1–2 EL Wasser | 1 gestrichener TL
Sesamsalz (Gomasio) | 1 Prise Chiliflocken
oder Cayennepfeffer

1   Den Brokkoli waschen und in kleine Röschen
zerteilen. Die Mangoldblätter waschen, abtropfen lassen und in dünne Scheiben schneiden.
Die Karotten waschen, mit dem Gemüseschäler
schälen und in sehr dünne Scheiben schneiden.
Die Austernpilze am besten mit einem Küchen-
tuch säubern und in nicht zu breite Streifen
schneiden. Die trockenen Blätter und den
Wurzelansatz der Frühlingszwiebeln entfernen,
die Zwiebeln gründlich waschen und in feine
Ringe schneiden.

2   Das geröstete Sesamöl in einem Topf erhitzen und die geschnittenen Frühlingszwiebeln
darin glasig dünsten.

3   Austernpilze, Mangoldstreifen, Brokkolirös-
chen und Karottenscheiben dazugeben und kurz
andünsten. Mit etwas Wasser ablöschen und
8–10 Min. garen.

4   Mit Sesamsalz und Chili würzen.

INFO

NICHT BELASTET

Bei Austernpilzen handelt es sich immer um Zuchtpilze. Sie sind daher –
im Gegensatz zu Waldpilzen – frei von
jeglicher radioaktiver Belastung.

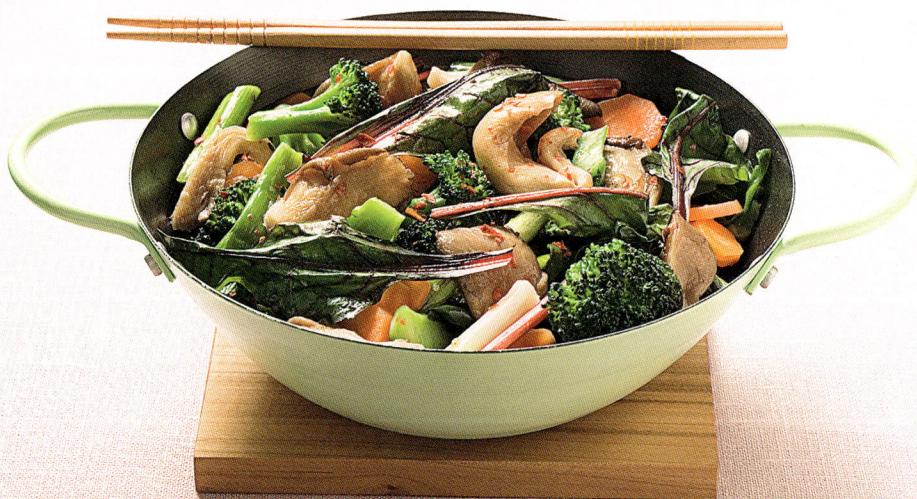

PFANNENGERÜHRTES VON HOKKAIDO UND MANGOLD

1 sehr kleiner oder ½ Hokkaido-Kürbis |
1 sehr kleiner Mangold | 2 EL Sesamöl |
1 Handvoll geröstete Kürbiskerne

1 Den Hokkaido unter fließendem Wasser mit der Gemüsebürste abwaschen, achteln und in kleine Steifen schneiden. Den Strunk des Mangolds entfernen, die Blätter waschen und in kleine Streifen schneiden.
2 Die Hokkaidostückchen und die Mangoldstreifen im Sesamöl unter ständigem Rühren 8–10 Min. dünsten.
3 Die gerösteten Kürbiskerne dazugeben und sofort anrichten.

INFO

HOKKAIDO

Hokkaido ist eine besonders würzige Kürbisart, die es von sehr klein bis groß zu kaufen gibt. Wenn Sie auf dem Markt nur einen großen Hokkaido finden, können Sie auch diesen ohne Bedenken kaufen. Kürbis lässt sich gut lagern. Die Besonderheit an Hokkaido ist, dass Sie auch die Schale mitessen können. Schneiden Sie nur etwaige unschöne Stellen weg.

FENCHELAUFLAUF

2 mittelgroße Fenchelknollen | 3–4 Blätter Mangold oder eine entsprechende Menge Spinat | 1 Frühlingszwiebel | 3 EL geröstetes Sesamöl | 1 Handvoll reife Kirschtomaten | 1 Prise weißer Pfeffer aus der Mühle | 1 Prise gemahlener Koriander | etwas Sesamsalz (Gomasio)

1 Die beiden Fenchelknollen waschen, die holzigen Stellen an Stiel und Blatt entfernen und die Fenchel der Länge nach halbieren. Die Fenchelhälften im Gemüsedämpfer in ca. 10 Min. nicht zu weich garen. Die Mangoldblätter beziehungsweise den Spinat waschen und in feine Streifen schneiden. Die trockenen Blätter der Frühlingszwiebel und den Wurzelansatz entfernen und die Zwiebel in feine Streifen schneiden.
2 Das geröstete Sesamöl in einem Topf erhitzen, die Frühlingszwiebel mit dem Mangold oder Spinat kurz darin dünsten und den Topf von der Kochstelle nehmen. Die Kirschtomaten waschen, halbieren und zur Mangold-(Spinat-)Zwiebel-Mischung geben.
3 Die Fenchelhälften in eine Auflaufform geben und das Gemüse darüber verteilen. Mit weißem Pfeffer, Koriander und Sesamsalz würzen und im Backofen bei 200 °C in 10 Min. überbacken.

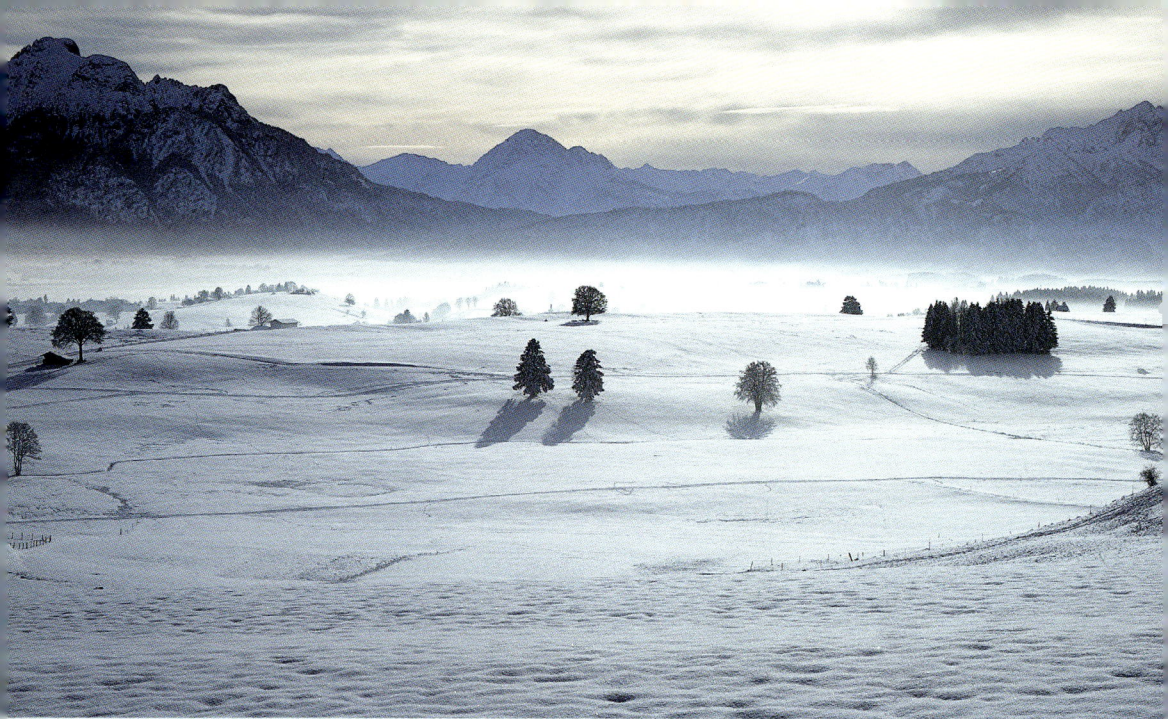

BASENFASTEN IM WINTER

Kurze Tage, eisige Temperaturen – der Winter ist sicher die Jahreszeit, in der vielen Menschen das Fasten besonders schwerfällt. Wenn es draußen kalt ist und frühzeitig dunkel wird, lädt die gemütliche Couch fast unwiderstehlich zum Faulenzen ein. Und die Seele erfreut sich an den verführerischen Düften, die die Weihnachtszeit zu bieten hat und die so manchen guten Ernährungsvorsatz erheblich ins Wanken bringen.

Stoffwechsel im Winterschlaf

Das leckere, gehaltvolle Essen, mit dem die Winterzeit uns lockt, schlägt sich leider nur zu gerne auf den Hüften nieder. Denn der Stoffwechsel ist im Winter so träge wie in keiner anderen Jahreszeit. Laut Kalender dauert der Winter vom 22. Dezember bis 20. März. Für uns Mitteleuropäer ist jedoch schon ab Mitte November Winter – zumindest empfinden wir es so (es sei denn, der Winter ist ungewöhnlich warm). Entsprechend reagiert auch unser Körper: Wenn es draußen kalt wird, stellt sich der Stoffwechsel auf Wärmeerhaltung ein, das heißt er vermeidet Energie verbrauchende Aktivitäten. Das hat zur Folge, dass wir antriebslos werden und schneller als sonst ermüden. Indem wir uns körperlich weniger verausgaben, spart der Körper seine Wärmeenergie und sorgt somit dafür, dass wir den Winter besser überstehen. Die Natur regelt dies sozusagen für uns.

Manche Tiere fahren jetzt ihren Stoffwechsel so weit herunter, dass sie in den Winterschlaf fallen – die optimale Art, Energie zu sparen. Die meisten Tiere versorgen sich im Herbst mit genügend Nahrung, was sehr sinnvoll ist, denn im Winter gibt es kaum Frisches aus der Natur. Tiere folgen ihrem Instinkt und reagieren auf die Jahreszeiten. Sie können das auch tun, indem Sie versuchen, – allerdings bewusst – Ihre Lebensweise der Jahreszeit anzupassen.

TIPP

SELBST WENIGE TAGE TUN GUT

Es muss nicht gleich eine ganze Woche sein. Bereits ein oder zwei Tage Basenfasten tun gut – und die schaffen Sie auch locker mitten im Winter.

So kommen Sie mit der kalten Jahreszeit klar

Mit ausreichender Motivation kann Basenfasten richtig spannend sein. Wenn Sie allerdings zum ersten Mal in Ihrem Leben beschließen, eine Fastenkur zu machen, sollten Sie sich dafür nicht unbedingt den Winter aussuchen. Sie werden es viel schwerer haben, sich zu motivieren, da Ihr Stoffwechsel gemäß der Jahreszeit damit beschäftigt ist, den Körper warm zu halten. Und das schafft er am besten mit fettreichem Essen. Das ist der Grund, warum gerade im Winter fettreiche und heiße Speisen bevorzugt werden und warum man bei einer fettarmen Fastenkur im Winter schneller friert.

Doch auch wenn die Stoffwechsellage während der kalten Jahreszeit für Fasten nicht optimal ist, gibt es Situationen, in denen es sinnvoll sein kann, einige Basenfastentage einzulegen – beispielsweise kurz nach Weihnachten. Besonders wenn Sie während der Weihnachtsfeiertage zu viel und zu üppig gegessen haben, kann das Bedürfnis entstehen, den Körper durch einige Basenfastentage zu entlasten. Wichtig ist, dass Sie die zur Jahreszeit passenden Lebensmittel zu sich nehmen. Sie sollten wärmen und den Körper mit Speicherenergie versorgen. Auf dem Markt finden Sie jetzt vorwiegend Nahrungsmittel, die eingelagert werden können, wie Kartoffeln, Karotten, Wurzelgemüse und viele Kohlarten.

Um nicht zu frieren

Das größte Problem beim Fasten im Winter ist für viele Menschen das Frieren. Denn wenn die Fettpölsterchen schmelzen, verliert der Körper auch Wärmeenergie. Damit Ihnen während der Basenfastenwoche nicht zu kalt wird, beherzigen Sie dies:

- Trinken Sie möglichst nur warme oder heiße Getränke. Beginnen Sie den Morgen zum Beispiel mit einem wärmenden Ingwertee und bereiten Sie sich mittags und abends ein heißes Süppchen zu.
- Bewegen Sie sich täglich an der frischen Luft. Ziehen Sie sich dazu warm an. Sorgen Sie vor allem dafür, dass Ihre warmen Füße nicht kalt werden.
- Gehen Sie alle zwei bis drei Tage in die Sauna oder ins Dampfbad.

Sport in Maßen

Im Allgemeinen sollte das Basenfasten-Sportprogramm im Winter keinen Hochleistungssport beinhalten. Wenn Sie das ganze Jahr über sportlich sehr aktiv sind, können Sie Ihr Programm wie üblich weitermachen. Couch-Potatoes jedoch sollten es nicht übertreiben und neben dem Fasten nicht auch noch ein anstrengendes Sportprogramm auf die Beine stellen. Ein täglicher ausgedehnter Spaziergang, eine Wanderung oder Schwimmen mit anschließendem Saunagang sind dagegen sehr zu empfehlen – übrigens nicht nur während der Basenfastentage, sondern auch danach.

INFO

DAS FINDEN SIE JETZT AUF DEM WOCHENMARKT

Äpfel, Avocados, Bananen, Birnen, Champignons, Chicorée, Chinakohl, Eiszapfen (kleine Rettichsorte), Feldsalat, Frieseesalat, Grünkohl, Karotten, Kartoffeln, Kohlrabi, Lauch, Mandarinen, Minneolas (Orangenmandarinen), Orangen, Pastinaken, Petersilienwurzel, Portulak, Rettich, Rotkohl, schwarzer Rettich, Schwarzwurzel, Spinat, Spitzkohl, Steckrüben, Stielmus, Süßkartoffeln, Teltower Rübchen (Navets Rübchen, weiße Winterrübchen), Treviso, Trüffeln, Weißkohl, Wirsing, Zwiebeln.

Basische Winterrezepte

Wenn es draußen kalt und unwirtlich ist, sind auf dem Tisch nahrhafte Gerichte gefragt. Dazu eignen sich vor allem einheimische Kohl-, Rüben- und Wurzelsorten, die sich gut lagern lassen und deshalb auch auf Vorrat eingekauft werden können. Falls Sie leicht frieren, wählen Sie am besten vorwiegend Rezepte für warme Speisen aus. Für Wintergemüse gibt es vielfältige Zubereitungsmöglichkeiten. Und ein Saft aus frischem Obst und Gemüse liefert Vitamine.

BASISCHES WINTERMÜSLI

3 Äpfel | 2 EL Mandelblättchen | 2 Handvoll Walnüsse | 2 EL Chufas-Nüssli | 2 EL Sultaninen | ½ Minneola

1 Die Äpfel waschen und auf einer nicht zu feinen Reibe klein reiben.
2 Mandelblättchen, Walnüsse, Chufas-Nüssli und Sultaninen unter die Äpfel mischen.
3 Die Minneola auspressen und den Saft zusammen mit dem Fruchtfleisch über die Müslimischung geben. Das verleiht dem Müsli ein weihnachtliches Aroma.

MUNTERMACHER MIT BETAKAROTTEN

6 Äpfel (vorzugsweise Braeburn oder Elstar) | 3 Betakarotten (»Urkarotten«, die außen lila gefärbt sind) | je 1 EL geröstete und gemahlene Mandeln (ersatzweise nur gemahlene Mandeln)

1 Die Äpfel waschen und mit dem Apfelschneider in Schnitze schneiden.
2 Die Betakarotten mit der Gemüsebürste unter fließendem Wasser reinigen und nach und nach mit den Apfelschnitzen und den Mandeln in den Entsafter geben. Und fertig ist der belebende Frühstücksdrink!

SALAT VON SCHWARZEM RETTICH UND KAROTTE

1 mittelgroßer schwarzer Rettich (rund oder lang) | 1 mittelgroße Karotte | basische Vinaigrette (Rezept ▶ **siehe Seite 72**) | 1 gestrichener TL Schwarzkümmelsamen

1 Den schwarzen Rettich und die Karotte waschen, dann schälen und klein raspeln.
2 Die Rettich- und Karottenraspel zusammen in eine Schüssel geben.
3 Die basische Vinaigrette und den Schwarzkümmelsamen untermischen und den Salat gut durchziehen lassen.

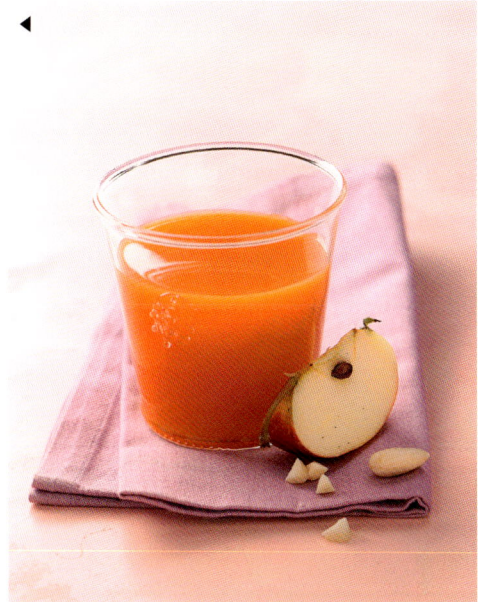

ROTKOHL AUF VORRAT

Wenn Sie auf dem Markt nur einen großen Rotkohl bekommen, machen Sie sich den Salat auf Vorrat. Rotkohl behält sogar seine tiefe Farbe. Die Petersilie sollten Sie am nächsten Tag jedoch frisch gehackt hinzufügen.

3 Die Zitrone auspressen und in den Zitronensaft nach und nach unter ständigem Rühren das Walnussöl geben. Mit Meersalz und weißem Pfeffer abschmecken.

4 Die Glattpetersilie waschen, sehr fein hacken und unter die vorbereitete Walnuss-Vinaigrette mischen.

5 Die Apfelscheiben und die Rotkohlstreifen mit der Vinaigrette gut vermischen und möglichst noch etwas durchziehen lassen.

6 Die Walnüsse aus der Schale lösen, grob hacken und zusammen mit der Kresse über den Salat verteilen.

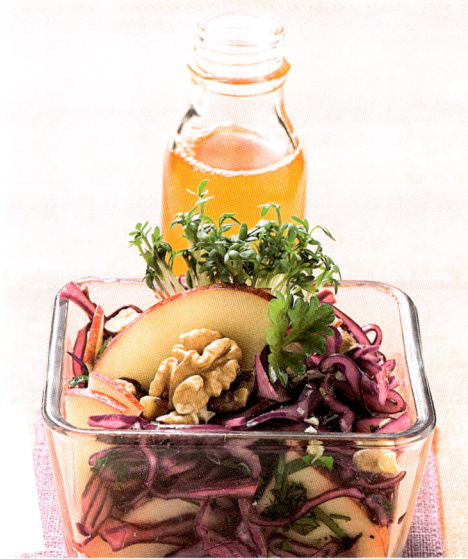

ROTKOHLSALAT MIT FRISCHEN WALNÜSSEN

1 kleiner oder ½ Rotkohl | 1 Apfel (Elstar oder Cox Orange) | 1 Handvoll Walnüsse | ½ Zitrone | 3 EL Walnussöl | etwas Meersalz | etwas weißer Pfeffer | 1 Handvoll Glattpetersilie | 1 Handvoll Kresse

1 Den Kohl je nach Größe in mehrere Teile schneiden, die äußeren Blätter entfernen und den Strunk herausschneiden. Den Kohl in möglichst feine Streifen schneiden.

2 Den Apfel waschen, mit dem Apfelschneider entkernen und die so entstandenen Schnitze ebenfalls in möglichst feine Scheiben schneiden.

ROTE-BETE-CARPACCIO MIT MEERRETTICH

2 Rote Bete | 1 Karotte | 1 TL geröstetes Walnussöl | etwas Meerrettich

1 Die Rote Bete ungeschält im Gemüsedämpfer garen – das dauert je nach Größe bis zu 45 Min. – und abkühlen lassen. (Falls Sie eine vorgekochte Rote Bete verwenden, verkürzt sich die Zubereitungszeit auf 5 Min.)

2 Währenddessen die Karotte waschen, schälen und fein raspeln.

3 Die Rote Bete schälen. Vorsicht, es färbt die Hände – verwenden Sie möglichst Einmalhandschuhe! Die Rote Bete mit einem Trüffelhobel in feine Scheiben hobeln und im Halbkreis auf zwei Teller verteilen.

4 Die Karottenraspel daraufgeben und etwas geröstetes Walnussöl darüberträufeln.

5 Mit einer Gemüseraspel nach Belieben etwas Meerrettich über die Rote Bete raspeln.

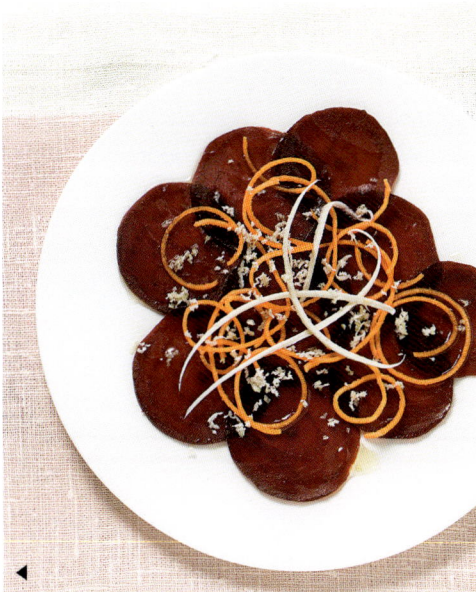

FELDSALAT MIT HASELNUSSÖL UND KÜRBISKERNEN

3–4 Handvoll Feldsalat | 1 mittelgroße Pastinake | ½ Zitrone | 2 EL geröstetes Haselnussöl oder Walnussöl | etwas Kräutersalz | 2 EL Kürbiskerne | 1 Handvoll Rotkohl- oder andere Sprossen

1 Den Feldsalat gut waschen und die Resterde an den Würzelchen gut abspülen. Die Pastinake schälen und klein raspeln.

2 Die Zitrone auspressen und mit dem gerösteten Haselnuss- oder Walnussöl zu einer Vinaigrette verarbeiten; mit Kräutersalz abschmecken.

3 Den Feldsalat und die Pastinake in einer Schüssel mit der Vinaigrette vermischen. Kürbiskerne und Sprossen darüber verteilen.

INFO

FELDSALAT

Feldsalat ist ein typischer Wintersalat. Bauern sagen, er braucht mindestens eine Frostnacht, damit er gut schmeckt. Generell ist Freilandsalat dem blassen und faden Gewächshaussalat vorzuziehen. Es gibt verschiedene Sorten Feldsalat. Die dunkelgrünen kleinblättrigen jungen Pflänzchen schmecken besonders gut.

SELLERIECREMESUPPE MIT SCHWARZER TRÜFFEL

1 mittelgroße Sellerieknolle | 2 große Kartoffeln | 1 Gemüsebrühwürfel | 750 ml Wasser | etwas Kräutersalz | ½ frische schwarze Trüffel

1 Die Sellerieknolle und die Kartoffel waschen, schälen und in grobe Würfel schneiden.
2 Den Gemüsebrühwürfel im Wasser auflösen und zum Kochen bringen. Die Sellerie- und die Kartoffelwürfel in der Gemüsebrühe bissfest garen. Das dauert je nach Größe der Würfel 10–15 Min. Mit einer Gabel prüfen.
3 Mit dem Stabmixer pürieren. Falls die Suppe zu dickflüssig ist, können Sie noch etwas Wasser dazugeben. Mit Kräutersalz abschmecken.
4 Die Trüffel schälen, mit der Trüffelreibe zu hauchdünnen Scheiben verarbeiten und auf die Suppe geben.

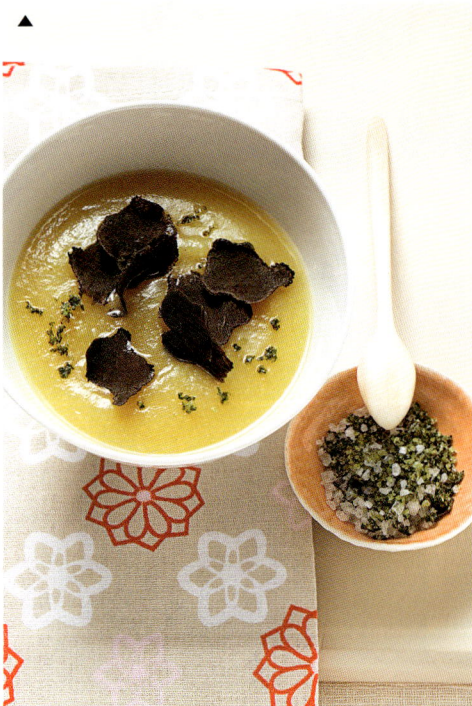

MANGOLDPFANNE MIT WURZELPETERSILIE

1 große Wurzelpetersilie | 1 mittelgroßer Mangold | 1 Frühlingszwiebel | 2 EL Sesamöl | etwas Kräutersalz | etwas gemahlener Koriander | etwas weißer Pfeffer

1 Die Wurzelpetersilie waschen, mit dem Gemüseschäler schälen und in dünne Scheiben oder kleine Streifen schneiden. Den Mangoldstrunk entfernen, die Blätter waschen und in Streifen schneiden. Die Frühlingszwiebel säubern, die Wurzeln entfernen und die Zwiebel klein schneiden.
2 In einem Topf das Sesamöl erhitzen und den Mangold und die Frühlingszwiebel darin kurz andünsten. Mit etwas Wasser vorsichtig ablöschen. Die Wurzelpetersilienstücke dazugeben und etwa 12 Min. garen.
3 Mit Kräutersalz, Koriander und dem weißen Pfeffer würzen.

SÜSSKARTOFFELN MIT LAUCH UND RÜBCHEN

1 große Süßkartoffel | 2 große oder 3 kleine Stangen Lauch | 1 – 2 Butterrübchen | einige Stängel Petersilie | 2 EL Sonnenblumenöl | ½ Gemüsebrühwürfel | etwas Kräutersalz

1 Die Süßkartoffel waschen, schälen und in kleine Würfel schneiden. Die Lauchwurzeln und die trockenen Blätter entfernen. Die Lauchstangen waschen und in dünne Streifen schneiden.
2 Die Butterrübe waschen, mit dem Gemüseschäler schälen und in kleine Würfel schneiden.

TIPP

SÜSSKARTOFFELN

Hauptanbaugebiet von Süßkartoffeln, auch Batate genannt, ist China. In der asiatischen Küche sind sie üblich, in der westlichen Küche kommen die Knollen noch selten auf den Tisch. Wie ihr Name schon sagt, schmecken sie süßer als herkömmliche Kartoffeln. Sie können gekocht, gebacken, gebraten und frittiert werden. Mit ihrer orangeroten Farbe peppen sie optisch vor allem Gerichte mit Spinat, Mangold, Lauch oder anderen grünen Gemüsesorten auf.

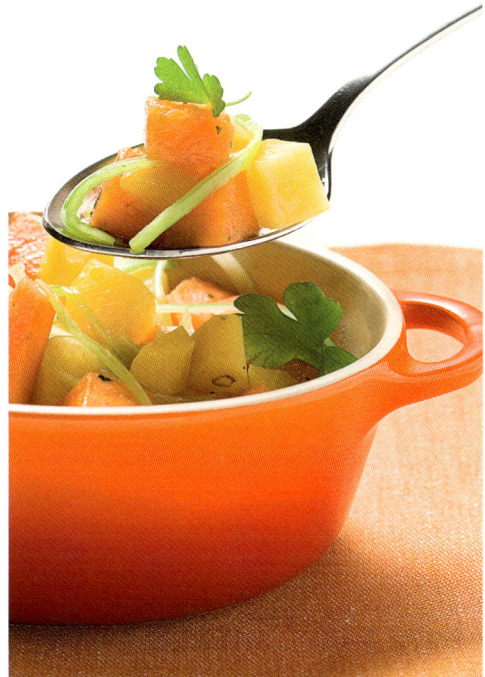

Die Petersilie waschen, trocken schütteln und klein schneiden.
3 In einem Topf das Sonnenblumenöl erhitzen und die Lauchstreifen kurz darin andünsten. Den Brühwürfel in etwas heißem Wasser auflösen und die Brühe in den Topf gießen. Das vorbereitete Gemüse ebenfalls hinzufügen und in 10-12 Min. garen. Machen Sie den Test mit einer Gabel. Gegen Ende der Garzeit die Petersilie dazugeben und mit Kräutersalz würzen.

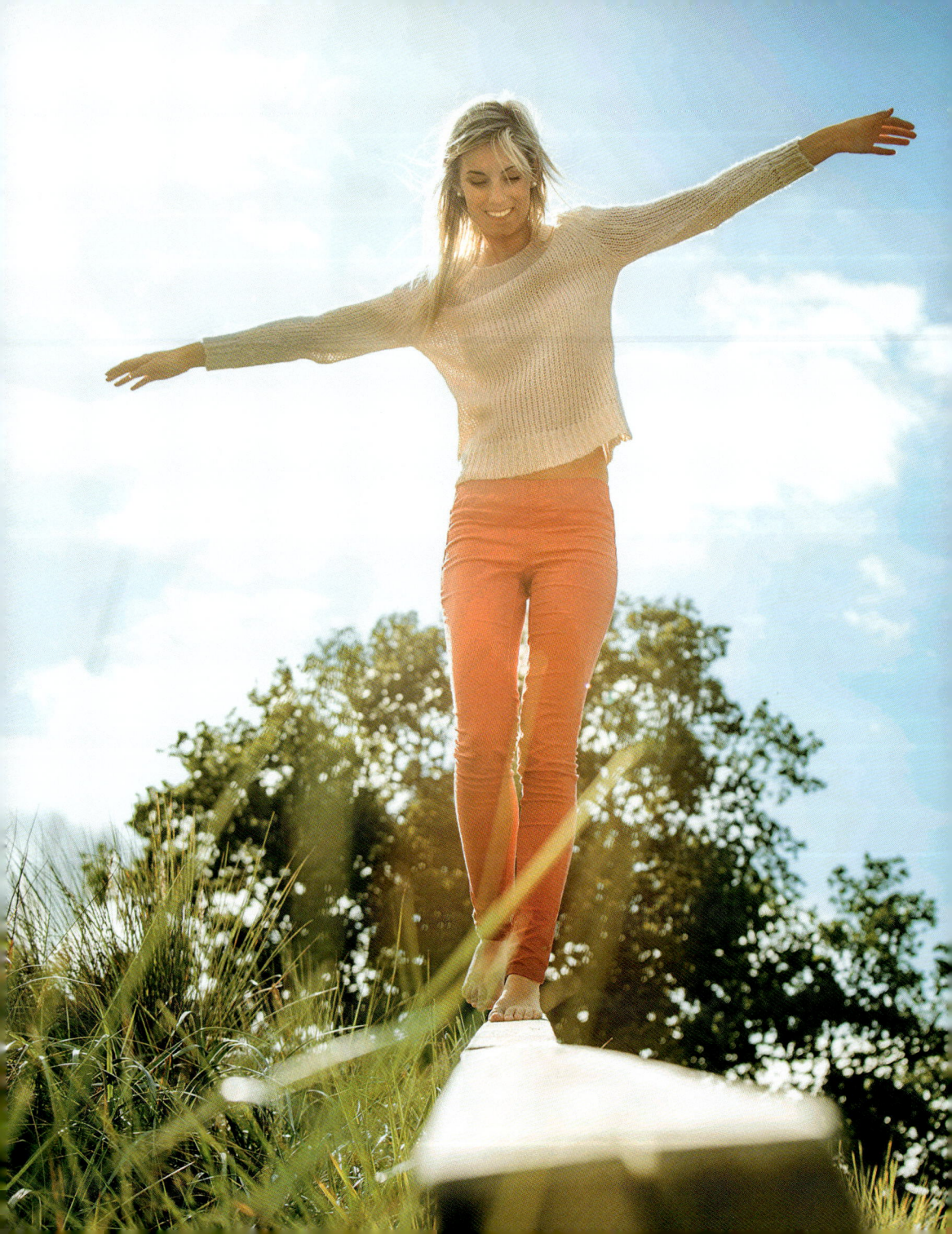

IM SÄURE-BASEN-GLEICHGEWICHT LEBEN

IHRE BASENFASTENTAGE HABEN SIE GESCHAFFT.
NUN LIEGT ES AN IHNEN, IHREN ERFOLG SO LANGE WIE
MÖGLICH AUFRECHTZUERHALTEN – AUCH WENN DER ALLTAG
MANCHMAL »SAURES« BIETET.

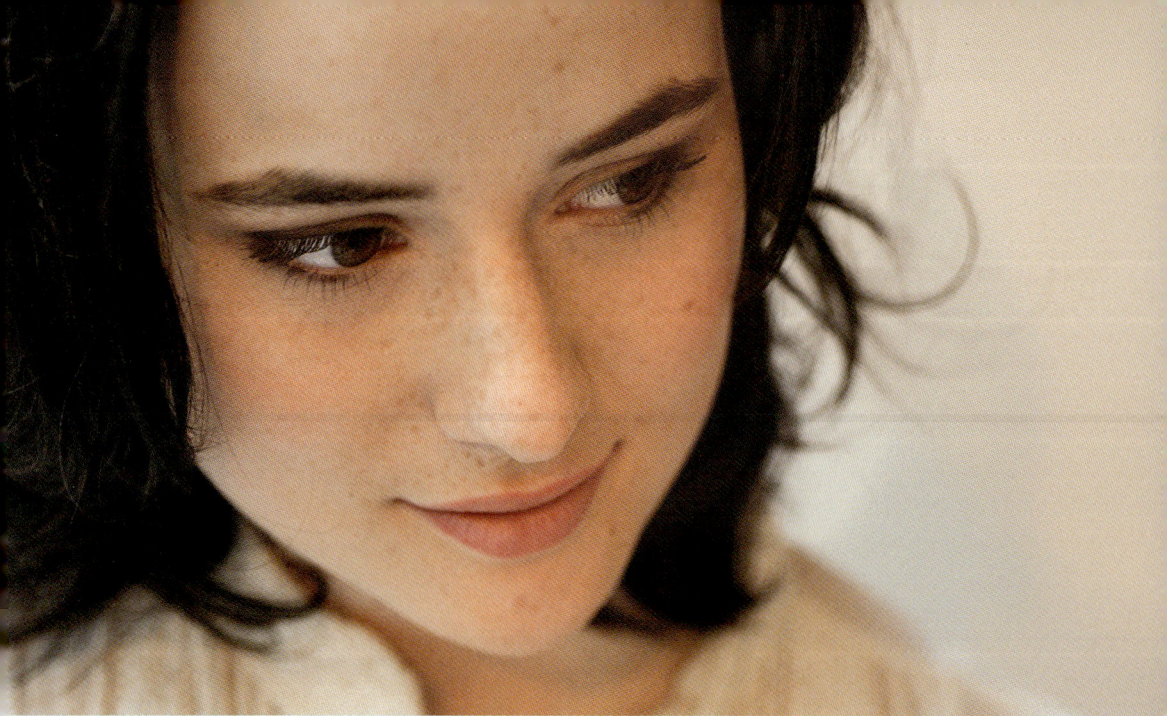

WIE GEHT ES IHNEN?

Wenn Sie alle Tipps beachtet haben und der Alltag Ihnen kein Schnippchen geschlagen hat – zum Beispiel durch eine unvorhergesehene Super-Stress-Situation –, dann sollte es Ihnen schon ab dem ersten Tag Basenfasten gut gehen. Sie haben erfahren, dass Sie es schaffen, Ihre Ernährungsgewohnheiten zumindest vorübergehend umzustellen. Sie haben sich satt essen können, und Ihr Körper hat dabei genussvoll entsäuert.

Zeit der Veränderungen

Sind Sie dennoch müde und Ihr Kreislauf will einfach nicht in Schwung kommen? Dann kann es beispielsweise daran liegen, dass Sie noch unter Kaffeeentzug leiden. In diesem Fall fühlen Sie sich erst ab dem dritten Tag Basenfasten wohler. Morgens hilft ein kleines Bewegungsprogramm, den Kreislauf in Schwung zu bringen. Atmen Sie nach dem Aufstehen tief ein und aus, möglichst bei offenem Fenster. Beenden Sie Ihre Dusche mit einem kalten Wasserguss und hüpfen Sie anschließend einige Minuten auf der Stelle. In Sekundenschnelle werden Sie sich besser fühlen. Wenn Sie Yoga beherrschen, ist der »Sonnengruß« die richtige Übung, um den Kreislauf anzukurbeln. Basenfasten ist nicht nur für Ihren Körper eine sehr intensive Zeit, sondern auch für Ihre Seele. Beobachten Sie sich: Was verändert sich bei Ihnen? Es kann sein, dass Sie empfindlicher auf Ihre Umwelt reagieren und dass Sie plötzlich Dinge stören, die Ihnen bislang nichts ausgemacht haben. Das ist nicht weiter besorgniserregend. Ihre Toleranzgrenzen ändern sich: Sie spüren sich jetzt intensiver und wehren sich früher. Zu Ihrem Vorteil – denn Sie »fressen« Ihre Sorgen nicht länger in sich hinein. Vielleicht machen Sie aber auch völlig andere Beobachtungen an sich. Notieren Sie alle Veränderungen, auch die kleinsten und achten Sie darauf, wie Sie sich damit fühlen.

Ihre Erfahrungen im Rückblick

Am Ende der Basenfastenzeit sollten Sie noch einmal Rückschau halten. Wie geht es Ihnen? War das Fasten schlimmer als Sie dachten, oder war es einfacher? Was fiel Ihnen besonders leicht, was machte Ihnen kleinere oder auch größere Schwierigkeiten?

Worauf hatten Sie besondere Gelüste und worauf konnten Sie locker verzichten? Notieren Sie alle neuen Erfahrungen, die Sie in dieser Woche gemacht haben. Vielleicht haben Sie bemerkt, dass Sie sich nach wenigen Tagen ohne Kaffee topfit gefühlt haben. Oder Sie konnten feststellen, dass Sie gar nicht so abhängig von Brot und Nudeln sind, wie Sie bislang dachten. Oder dass Sie auch in Stresssituationen nicht unbedingt zu Süßigkeiten greifen müssen.

Gerade wenn Sie solche überraschenden Erkenntisse gewonnen haben, sollten Sie die Chance nutzen und mit dem betreffenden Lebens- oder Genussmittel künftig bedachter und zurückhaltender umgehen. Damit schaffen Sie sich die besten Voraussetzungen, dass Ihnen Ihr Einstieg in eine dauerhaft basenreichere Lebensweise rundum gelingt. Abgesehen davon sind die neuen Erfahrungen bei der Planung Ihrer nächsten Basenfastentage äußerst hilfreich.

TIPP

BEI NIEDRIGEM BLUTDRUCK

Wenn Sie generell zu einem niedrigen Blutdruck neigen (der medizinische Ausdruck dafür ist Hypotonie), sollten Sie ganz besonders darauf achten, die empfohlene tägliche Trinkmenge ▸ siehe Seite 35 einzuhalten.

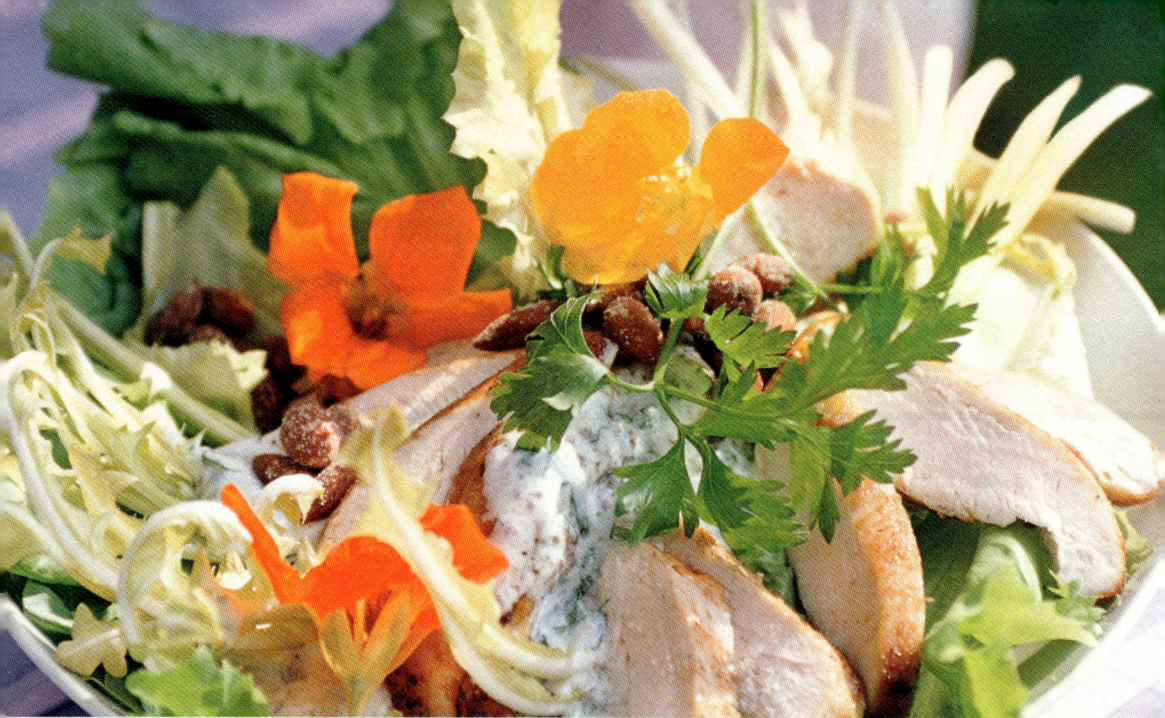

DIE TAGE NACH BASENFASTEN

Vom Fasten zum normalen Essen – wie sieht diese Umstellung bei Basenfasten aus? Das sogenannte Fastenbrechen gibt es hier nicht. So bezeichnet man das Verzehren der ersten festen Nahrung nach einer Fastenzeit. Beim Heilfasten etwa wird meist empfohlen, einen Apfel langsam und gut zu kauen. Erst danach wird die Ernährung allmählich wieder auf »normal« umgestellt, und der Organismus aktiviert den Stoffwechsel und die Pro-

duktion der Verdauungssäfte. Bei Basenfasten ist dieses Vorgehen nicht nötig, denn während der Fastentage mussten Sie auf feste Nahrung nicht verzichten.

Gehen Sie es langsam an

Bevor Sie nach den Fastentagen die ersten Säurebildner wieder an sich heranlassen, sollten Sie sich eine Frage beantworten: Will ich jetzt schon wieder Saures essen? Es könnte ja sein, dass Sie sich zunächst eine Woche Basenfasten vorgenommen hatten und nun feststellen, dass Sie gut noch eine Woche oder ein paar Tage weitermachen können. Dann tun Sie es! Es spricht nichts dagegen, sofern Sie das wirklich wollen. Hören Sie jedoch gut auf Ihre innere Stimme. Wenn Sie ein klares »Ja« vernehmen und sich mit Obst und Gemüse gerade rundum wohlfühlen, schadet Ihnen eine Verlängerungswoche sicher nicht. Wenn Sie sich aber quälen, weil Sie meinen, Sie müssten noch zwei Kilos loswerden, um eine Modelfigur zu bekommen, ist Vorsicht geboten. Die Freude am Abnehmen kann auch zur Marotte und zur Sucht werden. Schlankheitswahn ist genauso gefährlich für die Gesundheit wie futtern, bis die Nähte platzen. Achten Sie deshalb auf Ihre inneren Bedürfnisse und entscheiden Sie danach, wann Ihre Basenfastenzeit enden soll. Es ist ein gesundes Bedürfnis, wenn Sie nach etwa zwei Wochen wieder Gelüste auf eine Scheibe Brot, auf Reis, Joghurt oder leckeren Fisch haben. Denn der Körper meldet sich, wenn er bestimmte Nährstoffe braucht.

Was darf jetzt auf den Tisch?

Grundsätzlich darf nach Basenfasten alles wieder auf den Tisch, was Sie auch vorher gegessen und getrunken haben: Getreide, Säure bildende Gemüse, Fisch, Käse und an-

dere Milchprodukte, Fleisch, sogar Ihr geliebter Morgenkaffee … Doch bitte nicht zu schnell und nicht zu viel davon! Den größten Gewinn haben Sie, wenn Sie die Säurebildner nicht alle auf einmal, sondern nur nach und nach wieder zu sich nehmen und auch nur in Maßen. Es wäre doch schade um die Entsäuerung, die Sie während dieser Woche erreicht haben – Ihre Säuredepots wären im Nu wieder aufgefüllt.

WICHTIG

SOJAPRODUKTE IN MASSEN

Auch Sojaprodukte, auf die Sie während der Fastentage verzichten mussten, dürfen nun wieder auf den Speiseplan. Von einem übermäßigen Verzehr rate ich jedoch ab. Zum einen nehmen Allergien gegen das hochkonzentrierte Eiweiß dieser Pflanze zu, zum anderen gibt es immer mehr genmanipuliertes Soja. Verzehren Sie deshalb Sojaprodukte nur in Maßen – auch wenn Untersuchungen gezeigt haben, dass Soja aufgrund seiner östrogenhaltigen Substanzen offenbar gegen Wechseljahresbeschwerden, vor allem Hitzewallungen, hilft. Pflanzliche Östrogene haben die Fähigkeit, schwankende Hormonspiegel in gewissem Maß zu stabilisieren.

Basenbildner spielen weiterhin die Hauptrolle

Versuchen Sie, von jetzt an ein ausgewogenes Verhältnis von Säurebildnern und Basenbildnern auf den Tisch zu bringen. Das ist gar nicht so schwer wie Sie vielleicht annehmen: Achten Sie einfach darauf, dass Sie täglich genügend Basenbildner zu sich nehmen. Wenn Sie also jeden Tag Obst, Gemüse, Kräuter, Samen und Sprossen verzehren, sind Sie bereits auf der sicheren Seite.

Sie müssen keine komplizierten Formeln anwenden oder Kalorien zählen, um zu verhindern, dass Sie Ihre Säuredepots gleich wieder überfüllen. Es genügt, wenn Sie Basenbildner und Säurebildner in den richtigen Mengenverhältnissen zu sich nehmen.

Die 80:20-Regel: Säurebildner werden zur »Beilage«

Um eine Orientierung zu haben, wie hoch der Anteil der Basen bildenden Nahrungsmittel pro Tag sein sollte, dient die sogenannte 80:20-Regel. Das bedeutet: 80 Prozent der Nahrungsmittel sollten basisch, 20 Prozent sauer verstoffwechselt werden. In der Praxis sieht das zum Beispiel so aus: Wenn Sie einen gedünsteten Fisch und die Mangoldpfanne mit Wurzelpetersilie ▶ siehe Seite 106 zubereiten, ist der Fisch die Beilage! Das heißt, Sie essen keine 200 Gramm Fisch, sondern 50 bis 70 Gramm, den Rest des Tellers füllen Sie mit dem Gemüse auf. Und davon dürfen Sie auch nachfassen.

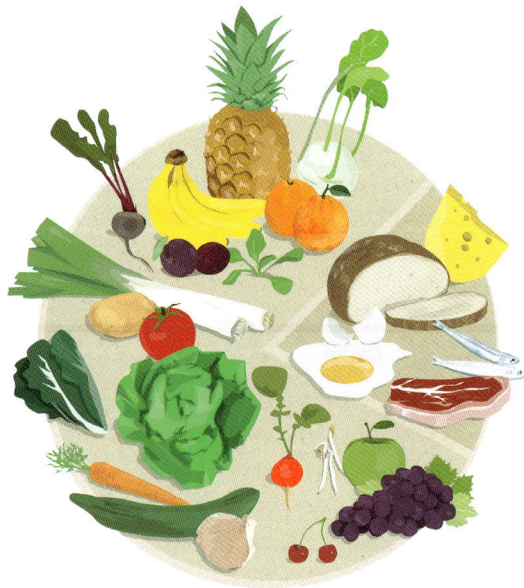

Auch nach der Fastenzeit sollten Sie überwiegend basische Lebensmittel verzehren.

Beachten Sie bitte, dass die 80:20-Regel auch für Getränke gilt: Wenn Sie pro Tag drei Tassen Kaffee und zwei kleine Flaschen Cola trinken, haben Sie die 20 Prozent Säurebildner schon mehr als ausgeschöpft. Davon einmal abgesehen gibt es erheblich gesündere Säurebildner als Kaffee und Cola.

Gute und schlechte Säurebildner

Es ist für Ihren Säure-Basen-Haushalt ein großer Unterschied, welche Säure bildenden Nahrungsmittel Sie zu sich nehmen. Der Einfachheit halber unterscheide ich zwischen guten und schlechten Säurebildnern. Gute Säurebildner sind diejenigen, die im Stoffwechsel zwar zu Säuren umgebaut werden, aber so viele wertvolle Vitamine und Mineralstoffe enthalten, dass sie zu einer vollwertigen Ernährung auf jeden Fall dazugehören. Aufgrund ihres hohen Gehaltes an Mineralstoffen sind sie außerdem nur schwach Säure bildend.

Gesund und reich an Vitalstoffen

Vollwertgetreide und viele Nüsse zählen zu den gesunden Säurebildnern. Es besteht die weit verbreitete Überzeugung, Getreide sei sogar Basen bildend. Ohne den Gesundheitswert von Getreide abstreiten zu wollen: Das stimmt so nicht; einige Untersuchungen

haben es inzwischen klar belegt. Es gibt allerdings Unterschiede in den Säuregraden. Roggen, Weizen, Grünkern und Reis sind als stärkere Säurebildner einzustufen als Dinkel, Hafer, Gerste, Quinoa, Hirse, Braunhirse und Amaranth. Kamut und Emmer, zwei alte und wenig überzüchtete Weizensorten, sind mittelstarke Säurebildner.

Hier zurückhaltend sein

Sie ahnen es schon: Weißmehlprodukte, süße Snacks, Kaffee, Limonaden und Alkohol sind schlechte Säurebildner. Da sie kaum Vitalstoffe enthalten, entziehen sie dem Körper Mineralien, um ihre Säurewirkung abzupuffern. Dasselbe gilt für geschälte Lebensmittel, wie beispielsweise weißen Reis. Doch keine

TIPP

DAMIT SIND SIE STETS AUF DER SICHEREN SEITE

Sichern Sie Ihre Basenversorgung mit dem Dreimal-täglich-Programm: Essen Sie ...

- einmal pro Tag Obst – zum Beispiel ein bis zwei Äpfel, Birnen oder Bananen morgens oder im Laufe des Vormittags;
- einmal pro Tag Salat – zum Beispiel Rohkostsalat mit Kräutern oder Sprossen zum Mittagessen;
- einmal pro Tag Gemüse, entweder roh, gegart oder gedünstet – als Abendessen vorzugsweise nicht roh.

Wenn Sie jeden Tag an dieses Programm denken, wird Ihre Basenversorgung zu einem festen Bestandteil Ihrer täglichen Rituale. Achten Sie zudem darauf, dass Brot, Nudeln, Fleisch, Fisch oder Käse nicht mehr als 20 Prozent der täglichen Verzehrmengen ausmachen sollten. Und auch die tägliche Trinkmenge von zwei bis drei Liter Wasser oder Kräutertee sollte nicht fehlen. Bei Heißhunger auf Süßes greifen Sie am besten zu Trockenobst.

Sorge, Sie müssen nicht gänzlich auf diese Nahrungsmittel verzichten. Allerdings sollten Sie darauf achten, dass Sie sie Ihrem Organismus immer nur in kleinen Mengen zumuten. Wenn Sie einen Kaffee trinken, dann genießen Sie ihn ruhig – aber verzichten Sie besser auf eine zweite Tasse. Gleiches gilt für Alkohol: Gelegentlich ein Glas Bier oder Wein ist gestattet.

Auch Fleisch, Fisch und Milchprodukte werden im Stoffwechsel zu Säuren umgebaut; tierische Eiweiße sind nun einmal Säure-bildner. Ihrer Gesundheit zuliebe sollten Sie daher den Konsum an tierischen Nahrungsmitteln reduzieren. Der hohe Eiweißgehalt und die vielen Rückstände der Tiermast stellen für unseren Stoffwechsel eine große Belastung dar. Bei Fleisch sind dies vor allem Wachstumshormone, bei Fisch, insbesondere bei Lachs und Shrimps, sind es Antibiotika. Selbst wenn Sie Bio-Produkte verwenden, sollten Sie nicht täglich Fleisch oder Fisch essen, es sei denn, Sie haben den Energiebedarf eines Waldarbeiters.

Verwandeln Sie basische Rezepte in 80:20-Rezepte

Machen Sie es sich – ebenso wie das Duschen und Zähne putzen – zur Gewohnheit, dass Sie Ihren Speiseplan täglich auf Basenbildner überprüfen. Dazu helfen Ihnen alle Rezepte aus diesem Buch, die Sie auch nach Ihrer Basenfastenkur ohne weiteres in Ihren Speiseplan einbauen können. Sie müssen das Buch nach den Fastentagen also nicht in die Ecke legen. Ihr Stoffwechsel freut sich, wenn Sie das ein oder andere Gericht an einem ganz normalen Tag zubereiten. Außerdem können Sie jedes dieser Rezepte mit Getreide, Nudeln, Reis, Käse, Fleisch oder Fisch so abändern, dass es zu einem Rezept nach der 80:20-Regel wird. Wichtig ist dabei nur, dass der Anteil an Gemüse immer die Hauptrolle spielt. Ein Beispiel ist das leckere Quinotto, das auf der rechten Seite beschrieben ist:

QUINOTTO

◄

250 ml Wasser | 1 Gemüsebrühwürfel |
125 g Quinoa | einige frische Basilikumblätt-
chen | Peperonata (Rezept ▸ siehe Seite 89)

1 In einem Topf das Wasser mit dem Gemüsebrühwürfel zum Kochen bringen.
2 Quinoa gründlich waschen, in die Brühe geben und in etwa 10 Min. garen. Vom Herd ziehen und 10–15 Min. im Kochtopf unter Rühren
nachquellen lassen.
3 In der Zwischenzeit die Peperonata zubereiten oder noch vorhandene erhitzen.
4 Quinoa und Peperonata zusammen auf zwei
Tellern anrichten und mit einigen klein gezupf-
ten Basilikumblättern dekorieren.

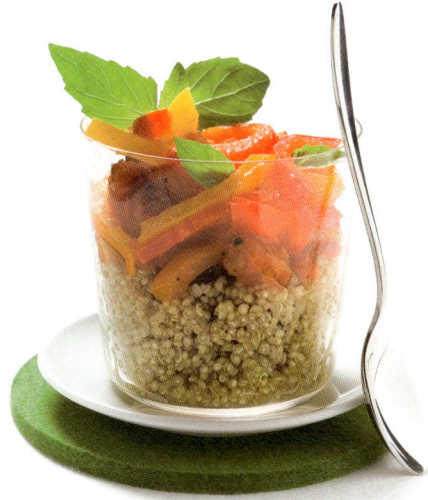

INFO

QUINOA – DIE GESCHICHTE VOM GOLD DER INKAS

Quinoa wird in Südamerika angebaut, vor allem in Bolivien und Peru. Seit Urzeiten ist es das Grundnahrungsmittel der Andenvölker. Während der spanischen Eroberungskriege im 16. Jahrhundert wurde den Inkas und Azteken der Anbau von Quinoa verboten, um die indianische Bevölkerung gefügiger zu machen. Ende des letzten Jahrhunderts machte ein Bericht der NASA Quinoa international bekannt.

Daraufhin stieg die Nachfrage, und die Bauern erzielten hohe Gewinne. Durch die neuen Preise können sich inzwischen immer weniger Bolivianer und Peruaner das natürliche Quinoa noch leisten. Der Generalsekretär der Vereinten Nationen, Ban Ki Moon, erklärte 2013 zum »Jahr der Quinoa«. Die extrem anspruchslose Pflanze soll helfen, den Hunger in der Welt zu bekämpfen.

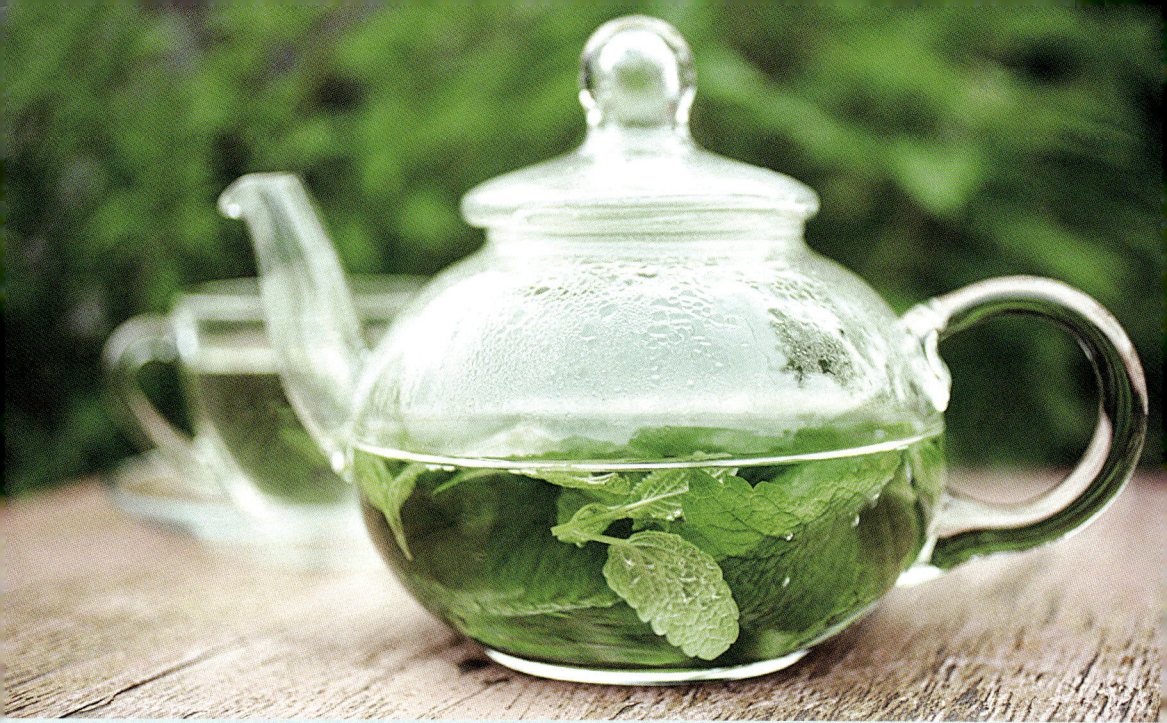

SO VERHINDERN SIE DEN JO-JO-EFFEKT

Sie wollen langfristig abnehmen und nicht nur für kurze Zeit Ihren Diäterfolg genießen? Dann geben Sie Ihrem Körper künftig alles, was er braucht, um gesund und vital zu bleiben. Das ist das A und O jeder Ernährungsumstellung. Dazu gehört nicht nur die Nahrungsaufnahme an sich. Um sich rundum körperlich wohlzufühlen, sind noch ein paar zusätzliche Aspekte zu bedenken. Überprüfen Sie deshalb Ihre gesamte Lebensweise. Gehört ausreichend Bewegung zu Ihren täglichen Aktivitäten? Haben Sie Strategien, um den Alltagsstress zu bewältigen? Nur dann besteht eine realistische Chance, die neue Lebensweise dauerhaft aufrechtzuerhalten. Dass das nicht von Anfang an reibungslos funktionieren kann, ist allzu menschlich. Doch je behutsamer Sie mit sich und Ihren kleinen Schwächen umgehen, umso nachhaltiger ist Ihr Erfolg.

Stellen Sie Ihre Ernährung langfristig um

Keine Frage – ohne eine dauerhafte Ernährungsumstellung landen Sie schnell wieder bei alten Gewohnheiten, die Ihnen einst vielleicht eine Gewichtszunahme oder gesundheitliche Störungen beschert haben. Um eine solche Veränderung erfolgreich und dauerhaft umzusetzen, brauchen Sie vor allem eins: Geduld mit sich selbst. Stecken Sie sich kleine, machbare Ziele, fangen Sie mit kleinen Veränderungen an.

Mit kleinen Schritten vorwärts

Die größte Gefahr nach einer Kur ist, sich zu viel auf einmal vorzunehmen, was man dann doch nicht leisten kann. So etwas führt schnell zu Frustrationen. Sie wissen, wie das endet: mit Schokolade oder Weingummi im Mund und prompter Gewichtszunahme – der berüchtigte Jo-Jo-Effekt!

Viele meiner Kursteilnehmer, die seit Jahren mit Erfolg nach Basenfasten ihre Ernährung umgestellt haben, sind vernünftigerweise mit kleinen Schritten vorwärtsgegangen. Sie haben sich jedes Mal, wenn sie eine Basenfastenwoche bei mir gemacht haben, ein spezielles neues Ziel gesteckt. Etwa so: »Dieses Mal nehme ich mir vor, nur noch zwei Tassen Kaffee am Tag zu trinken, wenn die Basenfastenwoche vorbei ist.« Wenn das jemand sagt, der zuvor fünf Tassen pro Tag getrunken hat, dann ist das ein Erfolg!

INFO

AUF UND AB

Vielleicht kennen Sie das: Sie beginnen voll Elan eine neue Diät in der Hoffnung, Ihre überflüssigen Pfunde für alle Zeiten loszuwerden. Doch kaum ist die Diät zu Ende, halten die alten Ernährungsmuster wieder Einzug, und die Pfunde sind schnell wieder drauf. Das ist der Jo-Jo-Effekt – es geht auf und ab mit dem Gewicht. Basenfasten hilft Ihnen, durch ein neues Ernährungsbewusstsein den Jo-Jo-Effekt zu verhindern.

Ihre Lebensweise auf dem Prüfstand

Das Geheimnis eines gesunden Säure-Basen-Haushalts liegt jedoch in der gesamten Lebensführung und nicht nur in der Ernährung. Gewiss können Sie Ihren Säure-Basen-Haushalt durch Ernährung entscheidend beeinflussen, wie Sie bei Basenfasten bereits hautnah erfahren haben. Doch wenn Sie einen langfristigen Erfolg anstreben, sollten Sie Ihre gesamte Lebensweise unter die Lupe nehmen. Für einen beständigen Gewinn sollten Sie auch darauf achten, dass seelische Störfaktoren Ihren Säure-Basen-Haushalt nicht durcheinander bringen.

Entsäuern Sie Ihre Seele

Wenn Sie ein Mensch sind, der seinen Ärger in sich »hineinfrisst«, nützt Ihnen auf Dauer die beste Basenfastenkur nichts – Sie werden bald wieder sauer sein. Stress ist ein Säurebildner, den Sie nicht unterschätzen sollten, denn er lässt sich viel weniger vermeiden als Säurebildner in der Nahrung. Deshalb ist es so wichtig, dass Sie, wenn Sie ein stressiges Leben haben, bereits durch die Ernährung positiv auf Ihre Gesundheit einwirken. Es gibt auch noch andere Strategien, wie Sie Stress abbauen können:

- Um den Teufelskreis Stress-Ärger-Schlaflosigkeit zu durchbrechen, kann es hilfreich sein, jeden Abend eine Art Tages-Check zu machen. Lassen Sie in einigen »Besinnungsminuten« Ihren Tag Revue passieren. Hilfreich ist dabei, die Gedanken in einem Tagebuch niederzuschreiben. Sie schreiben sich damit gewissermaßen Ihre Sorgen von der Seele.
- Nach einem Tag, an dem alles schiefgelaufen ist, hilft körperliche Betätigung, den Stress und Ärger wieder abzubauen. Gehen Sie Laufen oder Schwimmen oder treten Sie in die Pedale. Wenn Sie einen Garten haben, können Sie sich auch bei Gartenarbeit körperlich abreagieren.
- Manchen Menschen hilft es mehr, wenn sie sich bei einer Massage entspannen können oder sich abends in ein Basenbad ▸ siehe Seite 59 legen, um die vorhandenen Stresssäuren wieder loszuwerden.

TIPP

SO BLEIBT IHR BASENFASTENERFOLG LÄNGER ERHALTEN

Damit Sie der alte Trott nicht wieder einholt und Sie sich noch lange über Ihren Fastenerfolg freuen können, sollten Sie diese goldenen Regeln beherzigen:

- Essen Sie jeweils einmal täglich Obst, Salat und Gemüse.
- Trinken Sie täglich zwei bis drei Liter Wasser oder Kräutertee.
- Nehmen Sie Ihre täglichen Mahlzeiten regelmäßig ein.
- Essen Sie nie mit schlechtem Gewissen, auch dann nicht, wenn noch so viele Säurebildner auf Ihrem Teller liegen.
- Bewegen Sie sich täglich mindestens 45 Minuten.
- Achten Sie am Arbeitsplatz auf regelmäßige Erholungsphasen.
- Machen Sie Ihrem Ärger in angemessener Weise Luft.
- Beschäftigen Sie sich mindestens einmal täglich mit etwas, das Ihnen besondere Freude bereitet.

Überlegen Sie, welche Stressbewältigungsstrategien für Sie in Frage kommen und legen Sie sich für stressige Zeiten ein entsprechendes Programm zurecht.

Zu viel Saures abbekommen?

In den ersten Wochen klappt das Leben im Säure-Basen-Gleichgewicht ganz gut – doch plötzlich kippt es: Geburtstagsfeiern und andere Ereignisse häufen sich, und Sie stellen erschrocken fest, dass Sie schon den dritten Tag die schlimmsten Säurebildner essen.

LEGEN SIE EINEN BASISCHEN TAG EIN

Keine Panik, es gibt Soforthilfe: Legen Sie einfach einen 100-prozentig basischen Tag ein: Suchen Sie sich aus diesem Buch je nach Jahreszeit ein basisches Frühstück, ein basisches Mittagessen und ein basisches Abendessen aus. Trinken Sie zwei bis drei Liter Quellwasser oder verdünnten Kräutertee. Versuchen Sie sich an diesem Tag von Stress und Ärger fernzuhalten. Wenn Sie außerdem eine Stunde laufen oder schwimmen und am Abend auch noch früh zu Bett gehen, haben Sie einen Tag lang richtig entsäuert.

Planen Sie Ihre nächste Basenfastenzeit

Wenn Sie merken, dass die Säuren langsam wieder Oberhand gewinnen und Ihre guten Vorsätze immer mehr abnehmen und in den Hintergrund treten, wird es Zeit, wieder an Basenfasten zu denken. Die heutige schnell-

TIPP

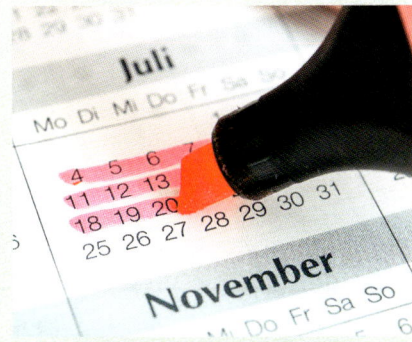

SCHON JETZT PLANEN

Legen Sie den Termin für Ihre nächste Basenfastenzeit mit Bedacht fest. Überlegen Sie, welche Jahreszeit für Sie am ehesten in Frage kommt und in welchem Monat Ihr Kalender voraussichtlich am wenigsten mit stressigen Terminen gefüllt ist. So wird es Ihnen sicher gelingen, Ihre guten Vorsätze in die Tat umzusetzen.

lebige Zeit ermöglicht es den wenigsten Menschen, ein regelmäßiges Leben zu führen und es nach ihren eigenen Bedürfnissen einzuteilen. Daher ist es für Ihre Gesundheit von Vorteil, wenn Sie pro Jahr ein bis zwei Basenfastenwochen einplanen. Am besten nehmen Sie Ihren Terminkalender zur Hand und tragen gleich jetzt Ihre nächste Basenfastenwoche ein.

Bücher, die weiterhelfen

Bücher aus dem GRÄFE UND UNZER VERLAG

Wacker, Sabine; Wacker, Dr. med. Andreas:
300 Fragen zur Säure-Basen-Balance

Kraske, Dr. med. Eva-Maria:
Säure-Basen-Balance

Guth, Christian; Hickisch, Burkhard:
Grüne Smoothies

Lützner, Dr. med. Hellmut:
Wie neugeboren durch Fasten

Heepen, Günther H.:
Schüßler-Salze: das Basisbuch

Just, Nicole:
La Veganista

Dahlke, Rüdiger:
Vegan für Einsteiger

Trökes, Anna:
Yoga. Mehr Energie und Ruhe (mit CD)

Orzech, Petra:
Slim-Yoga (mit CD)

Bimbi-Dresp, Michaela:
Pilates (mit DVD)

Weitere Bücher der Autorin

Basenfasten für Eilige: Das 7-Tage-Erfolgsprogramm
Trias Verlag, Stuttgart

Basenfasten plus
Trias Verlag, Stuttgart

Natürlich entgiften mit Schüßler-Salzen, Basenfasten und Co.
Trias Verlag, Stuttgart

Basenfasten – Das große Kochbuch
Trias Verlag, Stuttgart

Meine basische Küche
Trias Verlag, Stuttgart

Basenfasten all' italiano
Trias Verlag, Stuttgart

Basenfasten auf asiatisch
Trias Verlag, Stuttgart

Basenfasten – Richtig einkaufen
Trias Verlag, Stuttgart

Wacker, Sabine; Wacker, Dr. med. Andreas:
Basenfasten – Die Wacker-Methode®
Trias Verlag, Stuttgart

Dieselben:
Basenfasten – Das Gesundheitserlebnis
Trias Verlag, Stuttgart

Dieselben:
Allergien – Endlich Hilfe durch Basenfasten
Haug Verlag, Stuttgart

Bücher aus anderen Verlagen

Walker, Norman:
Frische Frucht- und Gemüsesäfte
Goldmann Verlag, München

Bräutigam, Gabriele Leonie:
Wilde grüne Smoothies
Hans-Nietsch Verlag, Emmendingen

Kingston, Karen:
Feng Shui gegen das Gerümpel des Alltags
Rowohlt Taschenbuch Verlag, Reinbek

Adressen, die weiterhelfen

Berufsverband Fasten und Ernährung e.V.
Karl-Weller-Str. 2
D-70565 Stuttgart
www.bv-fasten-ernaehrung.de
Zahlreiche weiterführende Links mit Wissenswertem über Ernährung und Fasten

Deutscher Olympischer Sportbund
Otto-Fleck-Schneise 12
D-60528 Frankfurt am Main
www.dosb.de
Bewegungsangebote Sport und Gesundheit nach PLZ und Regionen sortiert

Basenfasten, basenfasten Hotels und basenfasten Akademie Sabine Wacker und Matteo Wacker
Rheingoldplatz 3
D-68199 Mannheim
www.bastenfasten.de

Österreichische Gesellschaft für Ernährung
Spargelfeldstr. 191
A-1220 Wien
www.oege.at
Wegweiser zu richtigem Ernährungsverhalten

Österreichischer Fachverband für Turnen
Schwarzenbergplatz 10
A-1040 Wien
www.austriangymfed.at
Sportangebote und Turnvereine nach Bundesländern

Schweizerische Gesellschaft für Ernährung
Schwarztorstr. 87
CH-3001 Bern
www.sge-ssn.ch
Infos zum gesunden Lebensstil, auf persönliche Bedürfnisse zugeschnitten

Schweizerischer Turnverband
Bahnhofstr. 38
CH-5001 Aarau
www.stv-fsg.ch
Rubriken zu Sportaktivitäten und Sportmedizin

Internet-Links

www.bcht.de
Verzeichnis von Therapeuten für Colon-Hydro-Therapie

www.weizengras.de
Infos über Weizengras

www.basenfasten.reisen
Infos über basenfasten-Hotel

www.basenfasten.de
Die Methode Basenfasten wurde 1997 von Sabine Wacker entwickelt. Originalausbildung zum basenfasten-Berater) finden Sie auf ihrer Website.

Bezugsquellen

www.keimling.de
Entsafter, Messer sowie Material für Sprossenzucht

www.lebensbaum.de
Vielfältige Angebote an Tees, Gewürzen und Kräutern aus ökologischem Anbau

www.eschenfelder.de
Gläser und Zubehör für die Sprossenproduktion

www.e-biomarkt.de
In der Rubrik »Basenfasten« gibt es ein Basenfastenstarterpaket und viele basische Lebensmittel.

www.oekokiste.de
Regionaler Lieferservice für ökologisches Obst und Gemüse

www.umweltberatung.com
Biokistl-AnbieterInnen aus Österreich

www.wmf.de
Vitalis Dampfgarer für schonendes Garen

Sachregister

Sachregister

Impressum

© 2014 GRÄFE UND UNZER VERLAG GmbH, München. Erweiterte und aktualisierte Neuausgabe von Basenfasten, GRÄFE UND UNZER VERLAG GmbH, 2007, ISBN 978-3-8338-0500-4

Projektleitung: Anna Cavelius
Lektorat: Rita Maria Güther
Bildredaktion: Julia Fell, Nadia Gasmi
Layout: independent Medien-Design, Horst Moser, München
Herstellung: Martina Koralewska
Satz: griesbeckdesign, München
Reproduktion: Repro Ludwig, Zell am See
Druck und Bindung: Schreckhase, Spangenberg

ISBN 978-3-8338-3562-9

6. Auflage 2015

Die GU-Homepage finden Sie unter www.gu.de

GRÄFE
UND
UNZER

Ein Unternehmen der
GANSKE VERLAGSGRUPPE

Bildnachweis

Rezeptfotos: Eising Foodphotography (Martina Görlach, Sandra Eckhart) / Jalag Syndication
Illustrationen: Claudia Lieb / Jalag Syndication
Weitere Fotos: Colourbox (S.22), Corbis (S. 8, 67, 74), ddp Images (S. 56), F1 Online (S. 100), Flora Press (S. 40, 108), Fotolia (S. 2, 29, 31, 121), Getty Images (S. 62, 92), Glowimages (S. 5), iStockphoto (S. 26), Johannes Rodach / Jalag Syndication (S. 58), Jump Foto (S. 6, 64, 69, 70), Kramp + Gölling / Jalag Syndication (S. 86, 96, 103), Look foto (S. 84), Mauritius Images (S. 118), Picture Press (S. 112), Plainpicture (S. 61, 110), Shutterstock (S. 4), StockFood (S. 24, 32, 35, 42, 45)

Wichtiger Hinweis

Die Gedanken, Methoden und Anregungen in diesem Buch stellen die Meinung bzw. Erfahrung des Verfassers dar. Sie wurden vom Autor nach bestem Wissen erstellt und mit größtmöglicher Sorgfalt geprüft. Sie bieten jedoch keinen Ersatz für persönlichen kompetenten medizinischen Rat. Jede Leserin, jeder Leser ist für das eigene Tun und Lassen auch weiterhin selbst verantwortlich. Weder Autor noch Verlag können für eventuelle Nachteile oder Schäden, die aus den im Buch gegebenen praktischen Hinweisen resultieren, eine Haftung übernehmen.

Umwelthinweis

Dieses Buch wurde auf PEFC-zertifiziertem Papier aus nachhaltiger Waldwirtschaft gedruckt.

QUALITÄTS
G|U
GARANTIE

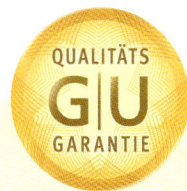

Liebe Leserin, lieber Leser,

haben wir Ihre Erwartungen erfüllt? Sind Sie mit diesem Buch zufrieden? Haben Sie weitere Fragen zu diesem Thema? Wir freuen uns auf Ihre Rückmeldung, auf Lob, Kritik und Anregungen, damit wir für Sie immer besser werden können.

GRÄFE UND UNZER Verlag
Leserservice
Postfach 86 03 13
81630 München
E-Mail:
leserservice@graefe-und-unzer.de

Telefon: 00800 / 72 37 33 33*
Telefax: 00800 / 50 12 05 44*
Mo–Do: 8.00–18.00 Uhr
Fr: 8.00–16.00 Uhr
(* gebührenfrei in D, A, CH)

Ihr GRÄFE UND UNZER Verlag
Der erste Ratgeberverlag – seit 1722.

www.facebook.com/gu.verlag

Weiterlesen tut gut.

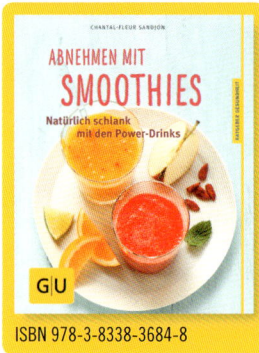

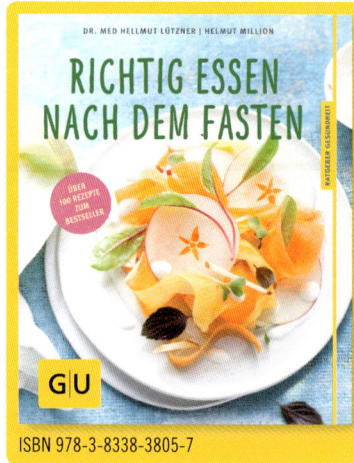

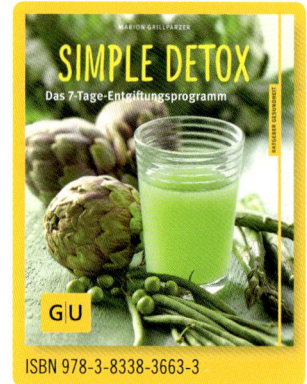

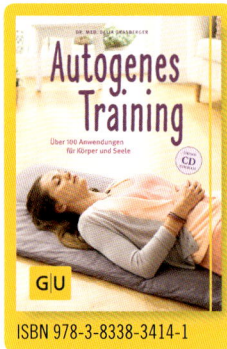

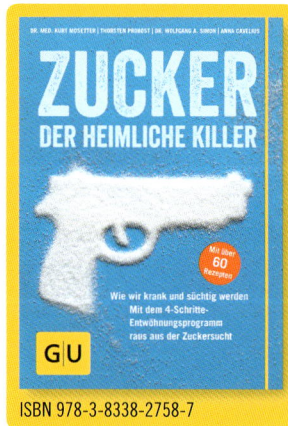

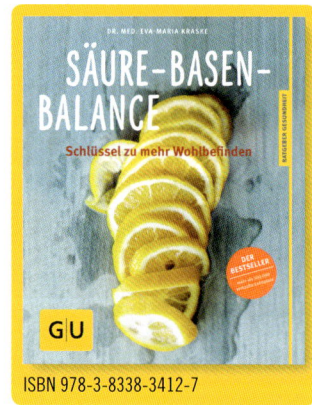